Lutte contre le trachome en Afrique subsaharienne

Lutte contre le trachome en Afrique subsaharienne

Coordination scientifique
Anne-Marie Moulin, Jeanne Orfila,
Doulaye Sacko, Jean-François Schémann

La première partie (synthèse et recommandations) du rapport est présentée successivement en français et en anglais sur support papier. La seconde partie (analytique) est présentée sur le CD-Rom joint.

IRD Éditions
INSTITUT DE RECHERCHE POUR LE DÉVELOPPEMENT
collection Expertise collégiale
Paris, 2006

Préparation éditoriale
Yolande Cavallazzi

Mise en pages
Bill Production

Maquette couverture et intérieur
Pierre Lopez

Traduction en anglais
Peter Whitehead

Coordination
Département Expertise et Valorisation, IRD

Suivi de fabrication
Elisabeth Lorne

Cette expertise collégiale a été réalisée par l'Institut de recherche pour le développement (IRD) à la demande du ministère de la Santé du Mali et de l'Institut d'ophtalmologie tropicale (Iota) de Bamako.

ISSN 1633-9924 / ISBN : 2-7099-1601-0

Composition du collège d'experts

Présidente

Jeanne ORFILA (Laboratoire de bactériologie-hygiène – Hôpital Nord, Amiens)

Vice-Président

Doulaye SACKO (Programme national de la lutte contre la cécité – PNLC)

Rapporteur

Anne-Marie MOULIN (CNRS)

Coordinateur

Jean-François SCHÉMANN (IRD)

Membres

Hubert BALIQUE (Faculté de médecine de Marseille)

Mohammed BENDECH AG (Helen Keller International)

Thomas LIETMAN (Fondation F.I. Proctor, université de Californie)

Moussa SISSOKO (Association Point Sud)

Mathias SOMÉ (Consultant international)

Amara Chérif TRAORÉ
(Direction nationale de la pharmacie et du médicament, Mali)

Lamine TRAORÉ (Iota)

Philippe VINARD (Société Alter Consultants)

Sheila WEST (Johns Hopkins Medical Institutions)

Relecture générale : **Hubert BARENNES**
(Institut francophone de médicine tropicale)

Table des matières

Remerciements 15

Abréviations 17

Objectifs et méthodes de l'expertise collégiale 19

Introduction 23

■ *Première partie*

Synthèse et recommandations

Généralités 29

Qu'est ce que le trachome ? 30

Diagnostic essentiellement clinique 32

Le laboratoire utilisé à des fins de recherche 33

Le trachome, une maladie contagieuse 34

Plusieurs facteurs à l'origine du trachome 34

Histoire du trachome en Afrique subsaharienne 35

L'Alliance de l'OMS pour l'élimination du trachome 36

La stratégie CHANCE 38

Présentation des différentes composantes de la stratégie CHANCE 40

Le poids économique du trachome et les perspectives de développement 42

Bilan et perspectives de la stratégie CHANCE 42

Le programme malien dans le monde 43

Genèse du rapport de synthèse 43

Les leçons de l'histoire 46

Le trachome, une affection cosmopolite 46

Le trachome, un fléau en Europe jusqu'à la moitié du XXe siècle 47

Les différents modèles historiques d'élimination du trachome 49

Conclusions et recommandations 54

Le vécu des populations 55

Représentations populaires du trachome : lien conjonctivite/trichiasis 55

Les représentations du trachome dans les cultures des pays d'Afrique de l'Ouest 56

Conjonctivite infantile, maladie bénigne 57

Lien conjonctivite/trichiasis généralement mal perçu 57

Conclusions et recommandations 58

Les tradipraticiens peuvent-ils jouer un rôle dans les changements de comportement, notamment du couple mère-enfant ? 58

Les tradipraticiens, relais entre populations et professionnels modernes de la santé à propos de l'hygiène 60

Conclusions et recommandations 60

Impact des substances traditionnelles sur l'évolution du trachome 61

Les substances naturelles dans la médecine traditionnelle au Mali 62

Des médicaments utiles à explorer ? 63

Mais d'abord, ne pas nuire ! 64

Conclusions et recommandations 64

Argumentaire économique 65

Conséquences économiques du trachome et impact économique des interventions 65

Les analyses coût-utilité 65

Les analyses coût-bénéfices et les perspectives de recherches 66

Un retentissement social mal quantifiable 66

L'impact économique et le coût des interventions 67

Conclusions et recommandations 68

La réduction du trachome peut-elle être utilisée comme un indicateur de développement dans les zones d'endémie ? 68

Conclusions et recommandations 70

Où agir ? 71

Comment identifier les sujets ou communautés à risque de trachome et ses complications cécitantes ? 71

Conclusions et recommandations 131

Quand faut-il débuter un programme de lutte et quand faut-il l'arrêter ? 132

À partir de quel niveau de prévalence de trachome actif faut-il lancer un programme de lutte par antibiothérapie au niveau d'une zone sanitaire ? 132

Quand faut-il arrêter un programme de lutte par antibiothérapie au niveau d'une zone sanitaire ? 132

Des Objectifs ultimes d'intervention (« OUI ») 133

Y a-t-il un modèle mathématique permettant de prédire l'élimination du trachome cécitant d'ici 2020 ? 134

La modélisation de l'antibiothérapie 134

Difficulté de modéliser les effets de la stratégie CHANCE 138

L'élimination du trachome cécitant en 2020 139

Conclusion 140

■ *Annexes*

Annexe 1 – Cahier des charges de l'expertise collégiale 147

Épidémiologie 147

Sciences sociales et hygiène 148

Stratégies de lutte 149

Annexe 2 – Présentation du collège d'experts 150

■ *Seconde partie*
Chapitres analytiques (CD-ROM)

1 – Quels sont les déterminants historiques, sociaux, culturels et médicaux expliquant cette disparition et sa persistance dans d'autres pays ?
ANNE-MARIE MOULIN CD-ROM

2 – Y a-t-il des exemples où la cécité due au trachome ait disparu dans les zones d'endémie sans qu'il y ait eu une amélioration significative du niveau socio-économique ?
ANNE-MARIE MOULIN CD-ROM

3 – Quelles sont les représentations du trachome et y a-t-il pour les populations un lien entre conjonctivite et trichiasis ? Comment les populations d'Afrique de l'Ouest se représentent-elle le trachome ? Quels liens sont reconnus entre la conjonctivite de l'enfant et le trichiasis de l'adulte ?
ANNE-MARIE MOULIN CD-ROM

4 – Comment guider les tradipraticiens pour qu'ils jouent un rôle dans les changements de comportement, notamment du couple « mère-enfant » ?
MOUSSA SISSOKO CD-ROM

5 – Y a-t-il des substances traditionnelles utilisées dans les affections oculaires qui sont actives contre le trachome ? Quel est l'impact des pratiques traditionnelles sur l'évolution du trachome ?
AMARA CHÉRIF TRAORÉ CD-ROM

6 – Quelles sont les conséquences économiques du trachome et quel est l'impact économique des interventions dans ce domaine ? La réduction du trachome cécitant peut-elle être utilisée comme un indicateur de développement dans les zones d'endémie ?
PHILIPPE VINARD CD-ROM

7 – Comment identifier les sujets ou communautés à risque de trachome et ses complications cécitantes : facteurs de risque, répartition géographique des risques, comportements à risque, marqueurs de risque
JEAN-FRANÇOIS SCHÉMANN, SHEILA WEST CD-ROM

8 – Quand et comment opérer le trichiasis : indications, qualité, délégation, taux de couverture, stratégie
Lamine TRAORÉ CD-ROM

9 – Comment évaluer le taux de cécité évitable par cure de trichiasis ?
THOMAS LIETMAN CD-ROM

10 – Quels sont les effets, positifs et négatifs, d'une antibiothérapie distribuée de façon extensive, sur les autres pathologies et sur l'état de santé des populations qui y sont soumises ?
JEANNE ORFILA CD-ROM

11 – Quelles stratégies nationales faut-il développer pour rendre l'azithromycine disponible et comment assurer la pérennité de la distribution ?
AMARA Chérif TRAORÉ CD-ROM

12 – Quel sont les risques de déviance d'utilisation de l'azithromycine ?
MATHIAS SOMÉ CD-ROM

13 – L'enseignement de l'hygiène et son application au sein des écoles peut-elle contribuer à améliorer l'hygiène dans les familles et le village ?
Mohamed Ag Bendech CD-ROM

14 – Comment la mise à disposition de l'eau peut-elle améliorer la protection contre le trachome ?
Mohamed Ag Bendech CD-ROM

15 – Que peut-on attendre de l'assainissement et du contrôle des mouches dans la prévention du trachome ?
Jean-François Schémann CD-ROM

16 – Quelles sont les mesures générales d'hygiène et d'assainissement les plus pertinentes pour prévenir le trachome ?
Jean-Paul Duchemin, Mohammed Ag Bendech CD-ROM

17 – Quel est le rôle du couple « mère-enfant » dans la transmission du trachome ? Comment réduire ou éviter ce mode de contamination ?
Sheila West CD-ROM

18 – Comment mobiliser la société, notamment les femmes, dans la lutte contre le trachome ?
Mohamed Ag Bendech CD-ROM

19 – Les composantes de la stratégie CHANCE peuvent-elles être intégrées dans le système de santé ?
Hubert Balique CD-ROM

20 – Quelques expériences de la stratégie CHANCE
Mathias Somé CD-ROM

21 – Quelles sont les méthodes de surveillance les plus adéquates pour guider la lutte contre le trachome ? Quels sont les seuils d'intervention et les seuils de guérison (ou d'élimination)
Thomas Lietman CD-ROM

22 – Comment évaluer l'efficacité de l'azithromycine : méthodes d'évaluation, expériences documentées, efficacité en santé publique à court et à long terme ?
Thomas Lietman CD-ROM

23 – Quels sont les modèles épidémiologiques permettant de prédire l'élimination du trachome cécitant d'ici 2020 ?
Thomas Lietman CD-ROM

Remerciements

L'équipe de coordination de l'expertise tient à remercier chaleureusement Marianne Berthod, directrice du département Expertise Valorisation et les membres du département ainsi que les services concernés de l'IRD à Paris et Joseph Brunet-Jailly, représentant de l'IRD au Mali et les membres du centre IRD de Bamako, qui ont aidé à la mise en place et à la bonne marche de l'expertise.

Elle remercie également les nombreux scientifiques qui ont apporté avec générosité à différents moments informations, conseils et critiques, en particulier :

- Jean-Paul Duchemin, géographe,
- Mamadou Diawara, sociologue, Points-Sud, Bamako et université d'Athènes, Géorgie,
- Yannick Jaffré, anthropologue, École des hautes études en sciences sociales, Marseille,
- Catherine Rollet, historienne, université de Saint-Quentin, Paris,
- Laurence Touré, anthropologue MSF, Bamako,
- Susan Watts, anthropologue, Social Research Center, université américaine du Caire.

L'équipe adresse ses remerciements à tous les lecteurs qui ont revu tout ou partie des textes à différents moments de leur élaboration.

Abréviations

Acame	Association des centrales d'achat de médicaments essentiels
Adpic	Aspects des droits de la propriété intellectuelle liés au commerce
Ampot	Association malienne pour la promotion des ophtalmologues traditionnels
AVCI	Années de vie corrigées de l'invalidité, en anglais DALY
CHANCE	CHirurgie, Antibiotique, Nettoyage du visage, Changement de l'Environnement
DDT	Dichlorodiphénol trichloréthane
DMT	Département de médecine traditionnelle
DOTS	Directly Observed Therapy Short Course
HKI	Helen Keller International
IEC	Information-éducation-communication
INRSP	Institut national de recherches en santé publique
Iota	Institut d'ophtalmologie tropicale de l'Afrique, Bamako (Mali)
ITI	International Trachoma Initiative
MSF	Médecins sans frontières
MST	Maladie sexuellement transmissible
MTA	Médicaments traditionnels améliorés
OMC	Organisation mondiale du commerce
OMS	Organisation mondiale de la santé
ONG	Organisation non gouvernementale
OPC	Organisation pour la prévention de la cécité

PCR	Polymerase Chain Reaction
PNB	Produit national brut
PNLC/T	Programme national de la lutte contre la cécité/trachome
Prodess	Programme quinquennal de développement socio-sanitaire
SAFE	Surgery, Antibiotic, Facial cleaning, Environment
SIG	Système d'information géographique
TF	Trachome folliculaire
TI	Trachome intense
TS	Trachome cicatriciel
Unesco	Organisation des Nations unies pour l'éducation, la science et la culture
Unicef	Fonds des Nations unies pour l'enfance

Objectifs et méthodes de l'Expertise collégiale

Cet ouvrage, le septième publié dans la collection « Expertise collégiale » de l'IRD, répond aux mêmes objectifs généraux que ceux qui l'ont précédé et a été réalisé selon la même méthode, dont on rappellera brièvement ici les lignes générales.

Les expertises collégiales sont engagées par l'Institut de recherche pour le développement « sur commande », pour éclairer la décision politique et le débat public sur des enjeux de société : mettre la recherche et les connaissances des chercheurs à la disposition de la collectivité fait en effet partie des missions des établissements publics de recherche.

Cependant, il n'entre pas dans la fonction d'un établissement scientifique d'élaborer des « projets d'action » pour les pouvoirs publics : les choix d'action sont éminemment politiques et ils font appel à d'autres données, extérieures au monde scientifique. En mettant au point la méthode des Expertises collégiales, l'IRD entend, plus modestement, contribuer à rassembler sur un sujet donné les connaissances disponibles dans la littérature spécialisée, pour en dégager la portée dans le cas spécifié, mettre en évidence les conclusions fermes sur lesquelles s'accordent les scientifiques, identifier les points encore controversés et désigner les domaines sur lesquels les travaux disponibles sont insuffisants pour en tirer quelque conclusion pratique que ce soit.

Pour réaliser une expertise utile et fiable, trois réalités sont à prendre en compte :

- Le temps de la décision n'est pas celui de la recherche : il est souvent beaucoup plus court ; les citoyens ont besoin que des mesures soient prises vite, parfois en urgence. L'expertise collégiale vise donc à faire le point sur les connaissances existantes dans la littérature internationale : elle ne comporte en principe ni collecte de données, ni exploitations complexes nouvelles.
- La question posée concerne rarement une discipline unique : toutes les facettes du problème posé doivent être éclairées à la lumière de la littérature

la plus récente. C'est pourquoi l'expertise mobilise un collège très interdisciplinaire d'une dizaine d'experts. Les conclusions d'ensemble sont débattues et assumées collectivement, en toute responsabilité. Le Département Expertise et Valorisation de l'IRD fait assurer une relecture du rapport par des personnalités qualifiées, extérieures au groupe d'auteurs, pour vérifier la complétude de l'exposé, sa clarté et sa conformité à la littérature internationale. Le groupe d'experts reste maître de ses conclusions.

■ Le décideur et le citoyen maîtrisent rarement le vocabulaire des différentes disciplines scientifiques ; pourtant, le débat public nécessite qu'ils aient un accès direct aux raisonnements et aux conclusions des scientifiques-experts. Ceux-ci doivent donc se plier à un double exercice : d'une part, présenter leurs analyses dans leur langage de spécialistes, afin d'assurer la « traçabilité » de leurs raisonnements ; d'autre part, élaborer une synthèse simple et assez concise, accessible aux non-spécialistes.

L'agenda des expertises, ainsi que la forme des publications, sont fixés en fonction de ces réalités. De leur prise en compte procède notamment la démarche originale caractéristique des phases initiale et finale de l'expertise :

■ Avant même la constitution du groupe d'experts, les questions à poser à ces derniers sont élaborées d'un commun accord au cours d'un « atelier initial » entre scientifiques et institutions commanditaires (qui souhaitent en général s'entourer d'acteurs-partenaires directement intéressés). Il faut, en effet, s'entendre précisément sur les attentes réciproques. D'une part, certaines questions, cruciales pour la décision, ne relèvent pas d'une approche scientifique : il convient donc de les écarter. D'autre part, pour bien cibler leurs conclusions, les scientifiques ont besoin d'une bonne connaissance du contexte dans lequel des décisions doivent être prises. Il n'est pas exclu qu'ils prennent connaissance du terrain, si nécessaire.

■ Après rassemblement des données et analyses apportées par chaque scientifique-expert dans son champ de compétence, c'est la confrontation des connaissances et des avis qui doit être organisée ; enfin, les conclusions élaborées collégialement sont rédigées et publiées sous forme d'une synthèse accessible à un public relativement large. Souvent, de telles synthèses, qui représentent un travail considérable rarement réalisé sous cette forme, ont une portée (scientifique comme pratique) qui va bien au-delà de la région ou du pays concerné : c'est pourquoi la publication en est systématiquement faite en deux langues (français et anglais).

La présente expertise a été réalisée dans cette perspective.

Conformément aux choix établis pour cette collection, le lecteur trouvera dans l'ouvrage lui-même, la synthèse et les conclusions du groupe d'experts, en français et en anglais ; dans le CD-Rom inclus, les huit chapitres analytiques sur lesquels s'appuie cette synthèse.

Nous ne saurions conclure sans remercier très vivement toutes les personnes qui ont bien voulu contribuer à la réalisation de cette publication. Aux experts eux-mêmes revient la responsabilité de l'expertise ; une mention particulière doit être faite à Hubert Barennes pour sa relecture générale.

Nos remerciements vont également à toutes les personnalités qui ont bien voulu soit apporter leurs contributions spécialisées, soit échanger avec les experts sur leur expérience, ainsi qu'aux scientifiques des diverses institutions de recherche qui ont fait part de leurs connaissances, de leurs données et de leurs avis sur les premières versions de ce rapport.

Et enfin, le collège d'experts et l'équipe « Expertise collégiale » du DEV souhaitent exprimer leurs plus sincères remerciements à Marianne Berthod, directrice du département, qui a piloté l'ensemble de ce travail avec rigueur et compréhension.

Marie-Laure Beauvais

Chargée de mission Expertise collégiale,
Département Expertise et Valorisation

Introduction

L'Institut de recherche pour le développement s'est engagé en 2001, sous la présidence de Philippe Lazar, dans la réalisation d'expertises collégiales. Une expertise collégiale vise à fournir aux décideurs, à leur demande, sous une forme synthétique, les éléments scientifiques les plus récents et validés par la communauté scientifique, dans des domaines divers d'une importance particulière pour le développement des pays du Sud. Ces éléments relèvent souvent de plusieurs disciplines. L'expertise collégiale rassemble autant que faire se peut les experts correspondant à toutes les facettes d'un problème donné.

La santé est une des priorités du développement. Le trachome est une maladie qui impose un fardeau très lourd aux pays en voie de développement, en particulier en Afrique subsaharienne. Il s'agit d'une infection oculaire, atteignant la conjonctive et entraînant la cécité au bout de plusieurs années d'évolution dans un certain nombre de cas.

Trois ordres de circonstances plaidaient en faveur d'une expertise collégiale sur le trachome dans les pays du Sahel et en particulier au Mali :

- l'accumulation au cours des dernières années, de connaissances scientifiques précises sur le cycle de la maladie, dans le domaine des sciences biologiques et des sciences sociales ;
- le choix par l'OMS d'une nouvelle stratégie de lutte contre le trachome, tirant parti de ces acquisitions scientifiques récentes. Cette stratégie dénommée en français « CHANCE » a été choisie en 1997, elle connaît un début d'application dans plusieurs pays ;
- la volonté du gouvernement malien de s'engager dans une action énergique contre le fléau du trachome, source de souffrances et d'incapacités.

Le trachome, encore actuellement la deuxième cause de cécité dans le monde, est à la fois susceptible d'être prévenu et traité. S'il subsiste dans de nombreux pays, c'est parce que les conditions qui le favorisent sont étroitement liées à la pauvreté et au sous-développement.

Dans certains pays d'Afrique de l'Ouest, le trachome concerne un tiers des enfants de moins de dix ans, et provoque la cécité chez de nombreux adultes. Le Mali, particulièrement touché, a manifesté une attention spécifique à ce grave problème[1].

L'Institut d'ophtalmologie tropicale de l'Afrique, l'Iota, fondé en 1954 dans la capitale du Mali, Bamako, a, parmi ses missions, celle d'éclairer les responsables de la santé des pays de la région dans le domaine des affections oculaires. Il s'est investi tout particulièrement dans le trachome au cours de ces dernières années.

Le gouvernement malien suit avec attention la mise en place de la stratégie définie par l'OMS depuis 1997. Il a impulsé un programme national de lutte contre le trachome. Le ministre de la Santé du Mali a manifesté dès le début un vif intérêt pour la réalisation d'une expertise collégiale qui mettrait à la disposition des principaux acteurs et décideurs toutes les informations nécessaires pour organiser la lutte contre le trachome de la meilleure façon possible. Il a proposé de cofinancer avec l'IRD et l'Iota l'expertise correspondante.

Après des démarches auprès de la Banque mondiale et de l'Union européenne, un montage financier réalisé avec le concours de l'IRD a permis de tenir un atelier initial en février 2002 en présence des représentants des décideurs, afin de dégager les questions soumises au collège d'experts. Ces experts internationaux (maliens, burkinabés, américains, français...) appartenaient à des disciplines différentes (ophtalmologie, microbiologie, épidémiologie, santé publique, histoire, anthropologie, économie...) dont la complémentarité pour une bonne approche du trachome n'a cessé de se confirmer au cours de l'expertise.

Les questions, émanant de représentants des différents ministères du Mali (en charge de la santé, des femmes et de la famille, de l'hydraulique, de l'environnement, de l'éducation) ont été longuement discutées par le collège des experts et ont été réparties en trois ensembles de 26 questions : épidémiologie (8 questions), sciences sociales et hygiène (11), stratégies de lutte (7).

La liste des questions sélectionnées en commun par les autorités maliennes investies de responsabilités opérationnelles et les experts informés de l'état et des limitations des connaissances scientifiques en la matière a servi

[1] Une enquête nationale, réalisée en 1996, a montré qu'un enfant sur trois souffrait de trachome actif.

à établir le cahier des charges prévu dans la convention signée entre l'IRD et le gouvernement malien. Elles ont été réparties entre les experts. Il existe une abondante documentation qui a été exploitée et analysée de façon critique.

Trois réunions d'experts se sont tenues à Bamako en décembre 2002 et en juin 2003 et à Paris en septembre 2003. Un atelier final en novembre 2003 a discuté en séance plénière une première version du rapport de synthèse et rédigé des recommandations qui ont fait l'objet d'un consensus du collège des experts.

Le rapport de synthèse, validé par le collège, comporte des généralités qui correspondent à l'état actuel des connaissances sur le trachome (physiopathologie, clinique et laboratoire, épidémiologie, histoire, anthropologie et économie de la santé), suivies des réponses aux questions posées par les décideurs sous forme de courtes synthèses et des recommandations afférentes.

Les experts se sont efforcés d'envisager les problèmes posés sous la forme la plus concrète possible, mais la traduction opérationnelle des recommandations appartient évidemment aux autorités destinataires du rapport.

La mise en place et l'exécution d'une stratégie nationale contre le trachome représentent une expérience en vraie grandeur qui apportera sans nul doute de précieux enseignements sur la maladie.

Ce rapport représente un document sans précédent dans son effort de synthèse sur une affection qui n'a pas encore suffisamment retenu l'attention du grand public. Il est destiné en priorité au gouvernement malien qui a suivi le déroulement de l'expertise avec une grande attention. Ses conclusions et ses recommandations devraient également retenir l'attention des gouvernements des pays voisins concernés par le trachome. Il est également destiné aux organisations internationales et non gouvernementales, et à tous les acteurs de terrain qui agissent dans le domaine des affections oculaires et de la cécité.

Rédigé dans un double souci de lisibilité et d'exactitude scientifique, il devrait enfin fournir matière à réflexion à tous ceux qui s'activent dans le domaine du développement durable. Il devrait alimenter l'espoir qu'une maladie curable et évitable qui a disparu d'Europe occidentale, il y a peu, passe à l'histoire de façon définitive. En intéressant un large public à une maladie peu connue et peu médiatisée, il contribuera, nous l'espérons, à mobiliser l'opinion.

Synthèse
et
Recommandations

Généralités

La cécité est un véritable fléau en Afrique, qui atteint plus de six millions de personnes, avec une prévalence dépassant 2 % dans certains pays de la zone sahélienne. Bien que le statut social de l'aveugle soit souvent privilégié par rapport à d'autres formes de handicaps, la cécité, en raison de la privation sensorielle entraîne des difficultés à subvenir à ses besoins et des complications dans la vie quotidienne. La cécité contraint souvent les aveugles à quitter le village où ils sont marginalisés et à venir mendier dans les grandes villes où ils se regroupent parfois entre eux. La cécité survient relativement tard : 80 % des aveugles ont plus de 60 ans. Les femmes payent le plus lourd tribut, comptant pour plus des trois quarts des aveugles. Leur handicap est accru en raison de leurs obligations à effectuer les tâches ménagères, et à assumer leur rôle de mère. Elles peuvent rencontrer des difficultés à fonder une famille.

Et pourtant environ 80 % de ces cécités sont évitables, comme celles dues à des maladies infectieuses de l'enfance (trachome, rougeole, conjonctivite gonococcique) ou des carences alimentaires (avitaminose A), ou curables comme les cataractes.

Aujourd'hui, l'espérance de vie progresse dans la plupart des pays du Sud. Le nombre des aveugles devrait donc augmenter. Les États et les organisations internationales ont maintenant pris conscience de la gravité du problème. En 1999, l'OMS, en partenariat avec l'Agence internationale pour la prévention de la cécité, a lancé le programme « Vision 2020-le droit à la vision », dont le but est l'élimination des cécités évitables dues à cinq causes : la cataracte, le trachome, l'onchocercose, le déficit en vitamine A et les défauts de réfraction de l'œil. Trois de ces causes concernent particulièrement l'Afrique. L'objectif fixé pour l'an 2020 est la division par deux du nombre actuel d'aveugles, ce qui aurait l'avantage d'entraîner une économie équivalente, selon certains, au budget total de l'Éthiopie.

Le trachome est tenu pour responsable au XIXe siècle de près de 3 millions de cécités. Or cette cause de cécité est évitable, à condition d'intervenir à temps. En effet, la cécité, une fois installée, n'est pas curable, mais le traitement chirurgical qui corrige la déviation des cils (dite trichiasis) qui ulcèrent la cornée et entraînent son opacification, prévient sa survenue. De même, le traitement des infections conjonctivales initiales empêche le trichiasis de se développer.

Le trachome reste très présent dans les zones rurales pauvres de la plupart des pays du Moyen-Orient, du sous-continent indien et de l'Asie du Sud-Est, et de certaines parties de l'Amérique latine.

En 1995, l'OMS estimait que 146 millions de personnes étaient porteurs de l'agent pathogène et nécessitaient un traitement, et que 10 millions souffraient de trichiasis. Environ six millions de personnes étaient considérées comme aveugles ou malvoyantes du fait du trachome.

En mars 2004, les dernières données communiquées lors de la huitième réunion de l'Alliance de l'OMS pour l'élimination du trachome font état d'environ 84 millions de personnes porteuses de l'agent infectieux et nécessitant un traitement et de 7,6 millions de personnes souffrant de trichiasis.

L'Afrique est le second continent touché. Plus du quart des personnes ayant un trachome actif vivent en Afrique subsaharienne.

Qu'est ce que le trachome ?

Le trachome se définit aujourd'hui comme une infection de la cornée et de la conjonctive, due à une bactérie appelée *Chlamydia trachomatis.* Cette infection se caractérise par la présence de follicules, une hyperplasie papillaire et un pannus cornéen. L'infection évolue de façon chronique et entraîne une pousse anarchique des cils qui vont frotter la cornée (trichiasis), provoquer son opacification et donc la cécité.

Le trachome est connu depuis la nuit des temps. Le célèbre papyrus d'Ebers, d'époque pharaonique, mentionne déjà une maladie où les cils se retournent vers l'intérieur de l'œil, signe caractéristique de l'affection. Le terme de trachome apparaît chez le médecin grec Dioscoride et désigne une rugosité de la paupière. Il est néanmoins probable qu'au cours de l'histoire, le trachome était loin d'être responsable de tous les yeux rouges ou purulents décrits par les voyageurs ou les médecins.

Au XIXe siècle, le trachome, répandu sur l'ensemble de la planète, a retenu particulièrement l'attention des médecins en Europe où il constituait un véritable fléau des collectivités (armées, écoles). Au début du XXe siècle, l'Amérique, terre d'immigration à grande échelle, voyait le trachome de l'Ancien Monde comme une terrible menace. Sur l'îlot d'Ellis, à l'entrée du port de New York, les services médicaux triaient les nouveaux arrivants en vérifiant l'état de leur conjonctive. L'Europe a oublié aujourd'hui une maladie qui a été le pain quotidien des médecins.

Ce n'est qu'à partir des années 1950 qu'on est arrivé à préciser la nature exacte de l'agent en cause et les modalités de l'atteinte oculaire. L'observation des cultures du germe a permis de se faire une idée précise de ce qui se passe dans l'organisme. Le germe du trachome se multiplie exclusivement à l'intérieur des cellules de la conjonctive oculaire selon un cycle complexe. Lorsque la cellule infectée éclate, les éléments virulents qu'elle contient vont à leur tour infecter de nouvelles cellules, et le cycle se poursuit.

La gravité de la maladie provient des réactions inflammatoires déclenchées par l'infection, des récidives infectieuses et des surinfections.

Le trachome commence dans la prime enfance. L'infection, lorsque l'enfant est en âge de se plaindre, se marque seulement par des picotements, une gêne à la fermeture de l'œil et une sensation de corps étranger. Plus rarement, elle prend l'allure d'une conjonctivite aiguë ou chronique. Ce n'est que dans les formes sévères que les signes sont plus évocateurs : larmoiement permanent, photophobie.

La guérison peut survenir spontanément, mais l'infection peut aussi persister quelques années. Si l'inflammation se poursuit, même en l'absence de germes, la formation de tissu cicatriciel entraîne une rétraction de la paupière supérieure qui se retourne en dedans (entropion), avec pousse anarchique et déviation des cils (trichiasis). Le trichiasis survient après une évolution de durée très variable. Le frottement des cils sur la cornée est douloureux et favorise des ulcérations qui évoluent vers une cécité complète et irréversible, touchant en général l'adulte d'un certain âge. Sur la partie supérieure de la cornée, les vaisseaux dilatés peuvent apparaître, s'accompagnant d'une sorte de dépôt couenneux (pannus).

De la durée et surtout de l'intensité de l'inflammation chronique dépend le risque d'évolution vers la cécité. Elle est probablement favorisée par les surinfections bactériennes et les réinfections par les *Chlamydia*, mais on ne connaît pas d'élément clinique ou biologique permettant de prédire à coup sûr l'évolution défavorable vers le trichiasis et la cécité.

Au cours de l'évolution, la maladie peut atteindre les glandes lacrymales. Le tarissement des larmes et des sécrétions entraîne une sécheresse de l'œil qui favorise encore les surinfections et les ulcérations cornéennes.

Diagnostic essentiellement clinique

Le diagnostic ne présente pas de difficulté majeure à condition d'éverser le bord libre de la paupière. Les lésions évocatrices apparaissent alors : petites protubérances blanc jaunâtre (follicules) au revers de la paupière supérieure, et/ou cicatrices blanchâtres témoignant d'une infection ancienne. Une loupe binoculaire est très utile.

Toutefois, s'il est relativement simple d'identifier sans trop se tromper le trachome lorsque la maladie est très fréquente dans la population, le diagnostic se fait plus complexe quand elle devient rare. Il peut être difficile de dépister quelques follicules au revers de la paupière ou des cicatrices peu apparentes, l'épilation ou la désorganisation de quelques cils. Lorsque la maladie régresse, il est moins facile de « traquer le trachome ». C'est faute de se livrer à ce simple examen des paupières que bien des pays ont oublié la présence de l'infection.

Une classification des lésions oculaires dues au trachome a été formulée au début du xxe siècle par le médecin Arthur McCallan. La classification a ensuite été améliorée pour préciser le degré d'inflammation des lésions, afin de faciliter le pronostic et d'identifier plus précisément les populations à risque de cécité. Mais du même coup, cette classification, avec ses 18 niveaux, est devenue un véritable outil de recherche, difficile à mettre entre toutes les mains. En 1985, pour faciliter les enquêtes et les comparaisons d'une région et d'un pays à l'autre, Thylefors et ses collaborateurs ont élaboré à l'OMS une méthode de codification simplifiée des signes du trachome :

- le trachome dit folliculaire (TF) est caractérisé par des granulations typiques,
- une atteinte plus sévère (TI, trachome intense) se manifeste par un épaississement de la conjonctive qui tapisse la paupière masquant au moins la moitié des vaisseaux normalement visibles à sa surface,

■ des années plus tard, sont constatées des cicatrices du tarse (TS, trachome cicatriciel), puis se produit un retournement de la paupière vers l'intérieur avec pousse anarchique des cils (TT, trachome avec trichiasis), qui aboutit à des opacités cornéennes (CO) entraînant la cécité si elles sont situées au centre de la cornée.

Cette codification simplifiée, robuste et fiable, facile à enseigner et à mettre en œuvre sur le terrain, a rendu de grands services.

Le laboratoire utilisé à des fins de recherche

Puisque le diagnostic est essentiellement clinique, les méthodes de culture de *C. trachomatis* au laboratoire ne jouent pas de rôle en routine. Délicates et coûteuses, elles se pratiquent uniquement dans des laboratoires spécialisés.

Le laboratoire sera nécessairement impliqué dans des enquêtes épidémiologiques, lorsque le taux de l'affection diminuera et que l'on approchera du seuil d'élimination de la maladie. À ce moment, il deviendra nécessaire d'apprécier avec précision le réservoir humain de virus subsistant et la circulation des *Chlamydia* dans le milieu.

La méthode de diagnostic la plus sensible est la technique récente de biologie moléculaire dite PCR (Polymerase Chain Reaction). Il s'agit d'une méthode d'amplification des gènes, qui permet de détecter des fragments typiques des composants de la *Chlamydia*, même en petites quantités. Utilisée tout d'abord pour diagnostiquer les chlamydioses génitales, elle est aussi applicable aux prélèvements conjonctivaux et pourrait devenir dans le futur la méthode de référence. Elle est relativement coûteuse et nécessite un équipement particulier. Elle ne se pratique actuellement que dans les pays riches mais apparaît comme la meilleure stratégie pour l'avenir. Plusieurs firmes commercialisent les réactifs et on peut s'attendre à une baisse des prix, à une simplification et une automatisation des procédures permettant d'examiner un grand nombre d'échantillons en un temps record.

La culture permet de tester l'efficacité des antibiotiques qui doivent avoir une action intracellulaire. Par le passé, les sulfamides par voie locale ont eu une certaine efficacité (la voie générale a été abandonnée après survenue d'accidents). Les cyclines sous forme de pommade appliquée sur les yeux ont été pendant longtemps le traitement de référence. Plus récemment, la famille des macrolides les a supplantées. Au sein de cette famille, la supériorité de l'azithromycine tient à sa persistance dans la cellule pendant une dizaine de jours : elle fonctionne comme une véritable molécule retard qui élimine au fur et à mesure les particules bactériennes intracellulaires.

Le trachome, une maladie contagieuse

La maladie se transmet par contact direct avec les sécrétions oculaires ou l'écoulement nasal, ou indirectement par l'intermédiaire des doigts, des serviettes ou pagnes souillés, et aussi des mouches qui interviennent comme vecteurs passifs.

La contamination a lieu le plus souvent au cours des deux premières années de la vie.

Plusieurs facteurs à l'origine du trachome

Au siècle dernier, des facteurs héréditaires ont été souvent incriminés dans la survenue du trachome. Aujourd'hui, on admet que la susceptibilité au trachome, sous le contrôle probable de plusieurs gènes, varie vraisemblablement au sein d'une même famille. L'évolution de la maladie dépend aussi du fonctionnement du système immunitaire de chacun. L'organisme réagit à l'infection de la conjonctive en déclenchant des cascades de molécules impliquées dans l'inflammation. De la résultante de ces réactions dépendraient le type de cicatrisation et l'évolution de la maladie.

Mais l'immunologie et la génétique ne fournissent pas pour le moment de marqueurs utilisables sur le terrain qui permettront de prédire d'avance les cas évoluant vers un trichiasis sévère et d'identifier les groupes à risque. Ce qui sera peut-être possible avec de nouvelles techniques de biologie moléculaire.

Si les facteurs biologiques ne constituent pas des éléments d'orientation utilisables sur le terrain pour dépister le trachome, en revanche les indicateurs de pauvreté tels que manque d'eau, analphabétisme, saleté et pullulation de mouches, absence de latrines, etc. ont été et sont toujours significativement associés au trachome dans le monde, en particulier en Afrique.

Histoire du trachome en Afrique subsaharienne

Pendant toute l'époque coloniale, les études sur le trachome ont porté sur l'Afrique du Nord puis sur l'Afrique subsaharienne.

Les médecins de l'époque avaient une bonne connaissance du trachome. Ils ont décrit la maladie au Sénégal dès 1915. En 1924, Lefèvre évaluait à 33 % le pourcentage de trachomateux chez les écoliers du cercle de Mopti au Soudan français, dans l'actuel Mali. En 1926, Motais dressait la première carte du trachome en Afrique francophone et constatait que le trachome, exceptionnel au sud du 11e parallèle, sévissait plus intensément quand on se rapprochait du désert en allant vers le nord, soulevant la question du rôle du vent et de la poussière dans l'irritation conjonctivale. Selon Motais, le trachome tendait cependant à se déplacer le long des grandes routes caravanières du nord au sud. Il est possible que les mouvements de populations liés à la colonisation (grands travaux, conscription) aient joué un rôle dans l'extension géographique de l'endémie.

En 1924, Jamot examinait 30 000 personnes dans le cercle de Fort Foureau au Tchad et rapportait 10,5 % de trachomateux et 0,66 % d'aveugles. Ce chiffre paraît étonnamment faible comparé à ceux des enquêtes modernes mais s'explique en partie par l'utilisation d'une définition différente de la cécité : l'aveugle était « celui qui ne voit pas du tout actuellement ». Aujourd'hui, l'aveugle est selon l'OMS celui qui ne compte pas les doigts à une distance de 3 mètres.

En 1949, au moment où le trachome régressait dans la plupart des pays d'Europe, on commença à vraiment s'alarmer de l'ampleur de la maladie en Afrique subsaharienne. À Fort-Lamy (N'Djamena), au Tchad, 35 % des habitants étaient signalés comme trachomateux. Ce taux augmentait jusqu'à 50 % dans certains villages d'Afrique-Occidentale Française. Mais ce n'est qu'à la fin des années 1970 que l'on a pris réellement conscience de l'importance de l'endémie en Afrique subsaharienne.

Aujourd'hui, la répartition du trachome en Afrique offre l'aspect d'une grande croix dont une branche s'étend du nord au sud, du Maroc et de l'Égypte jusqu'en Afrique du Sud et une branche s'étend d'ouest en est, embrassant la plus grande partie de la zone sahélienne.

L'ALLIANCE DE L'OMS POUR L'ÉLIMINATION DU TRACHOME

En 1949, l'OMS s'est prononcée en faveur d'une politique ambitieuse visant à l'éradication des maladies infectieuses sur l'ensemble de la planète. Le grand succès de l'éradication de la variole, annoncée en 1980, l'a encouragée à poursuivre dans cette voie en choisissant d'autres cibles telles que la lèpre et la tuberculose. Mais pour de multiples raisons, le modèle de la variole s'avère difficile à reproduire.

Le programme ambitieux de lutte contre le paludisme, fondé sur les espoirs placés dans les insecticides, s'est heurté à de nombreuses difficultés et a fait place à une approche plus réaliste : « *Roll Back Malaria* » (Arrière Malaria !).

Des programmes menés contre des maladies plus circonscrites comme l'onchocercose, cause de cécité en Afrique de l'Ouest, et contre le ver de Guinée, ont remporté des succès moins spectaculaires que la lutte contre la variole mais instructifs notamment sur le rôle des communautés dans la lutte contre les maladies

Malgré la familiarité de tous les pays avec la maladie, le trachome, jusqu'alors, mobilisait peu les populations et n'intéressait pas les gouvernements. On savait que le trachome était grave dans de nombreux pays d'Afrique sahélienne, de la corne de l'Afrique et d'Amérique latine (Brésil, sud du Mexique, Chili, Pérou), mais on ne connaissait ni la topographie exacte ni le fardeau véritable de l'endémie, en l'absence d'un système de recueil des données. Pour les pays émergeant de la guerre comme l'Afghanistan ou le Cambodge, les connaissances étaient encore plus fragmentaires.

Le trachome paraissait pourtant le type de maladie sur laquelle la communauté scientifique internationale possédait une expérience historique incomparable, pourvu qu'on se donne la peine d'en faire l'analyse. Puisque le trachome avait disparu de nombreux pays, on pouvait espérer accélérer cette évolution naturelle. La lutte contre le trachome avait donc de quoi attirer l'attention des organisations internationales. Les pays qui s'étaient débarrassés du trachome pouvaient se remémorer leurs souffrances passées et contribuer à les épargner aux autres.

Qui plus est, en 1996, l'OMS avait noté l'évolution exemplaire d'un petit nombre de pays comme la Gambie, le Myanmar et le Maroc. L'analyse de l'évolution de l'endémie dans ces pays fournissait des éléments d'orientation pour les futures stratégies et donnait à penser que, même sans développement économique spectaculaire, il était raisonnable d'espérer l'élimination de la cécité due à la maladie. Les pays en passe d'être débarrassés du fléau pouvaient faire bénéficier de leur expérience toute fraîche les pays les plus atteints, qui s'engageraient dans la même voie.

C'est dans ce contexte que l'OMS a créé en 1996 l'Alliance internationale pour l'élimination du trachome cécitant en l'an 2020. L'Alliance, organe de coordination, regroupe les pays qui en font la demande parce qu'ils jugent que le trachome représente pour eux un problème de santé publique.

L'Alliance anime et coordonne des activités de lutte contre le trachome, prête assistance à la circulation de documents et à la mise au point d'outils de lutte, de formation et d'éducation. Elle collecte les données, actuellement encore très inégales, sur l'importance de la maladie dans les différents pays. Elle s'est fixé pour mission de sensibiliser les pays pour qui le trachome ne représente pas nécessairement une priorité, de susciter les échanges d'informations et d'expériences, d'encourager les partenariats avec les ONG et les fondations opérant dans le domaine de la cécité.

Le nombre de pays ayant rejoint l'Alliance a augmenté au cours des années (4 pays en 1996, 37 en 2004), témoignant d'une conscience accrue du problème de santé posé par le trachome. Des programmes nationaux spécifiques ont vu le jour, des comités nationaux se sont organisés, de nombreux ateliers ont étudié les différentes facettes de la lutte contre le trachome.

L'Alliance ne vise pas l'éradication mais l'élimination de la maladie, ce qui suppose une chute de la prévalence du trachome actif au-dessous d'un certain seuil et non sa disparition totale. Le terme « cécitant » a été ajouté pour signifier l'élimination du trachome comme cause de cécité. Le trachome serait ainsi ramené au niveau d'une affection de l'enfance sans retentissement sur la vision. L'échéance 2020 a été choisie, laissant un intervalle à peu près équivalent à un saut de génération, raisonnablement suffisant pour préparer un changement dans les mentalités et les faits.

Le Mali, dès 1996, faisait partie des pays disposant de données épidémiologiques fiables et manifestant une volonté gouvernementale de s'attaquer au problème. Il a donc été, avec d'autres pays d'Afrique, de la première vague de lutte contre le trachome. L'expertise collégiale de l'IRD qui s'y déroule aujourd'hui témoigne d'une continuité historique.

La stratégie CHANCE

L'Alliance a proposé comme moyen d'action une stratégie originale, la stratégie CHANCE, CH comme chirurgie, A comme antibiotique, N comme nettoyage du visage, CE comme changement de l'environnement[2]. Cette stratégie dont le principe a été élaboré en 1995 associe de façon éclectique des mesures de nature très diverse :

- les unes, médicales et « techniques », comme la chirurgie et la distribution d'antibiotiques ;
- les autres plus larges, faisant appel à des changements profonds, complexes et durables de l'environnement (amélioration des ressources en eau, lutte contre les mouches, gestion des ordures) ou des comportements (éducation, hygiène personnelle et collective), etc.

La composante hygiène limitée au nettoyage du visage se réfère à des comportements dépendant des conditions matérielles (eau et savon) et des normes socioculturelles. C'est dans ce domaine que la leçon historique est à la fois incontournable et difficile à saisir, en raison de la complexité des changements survenus simultanément dans les sociétés qui se sont débarrassées du trachome avant l'antibiothérapie comme l'Europe de l'Ouest ou les États-Unis.

La stratégie CHANCE met en vedette le rôle des populations, l'importance de leur perception du risque de cécité et des moyens auxquels elles recourent pour l'éviter. La stratégie a volontairement mis l'accent sur une action sanitaire impliquant la participation des « communautés », même si ces mots d'ordre simples traduisent des réalités complexes variables d'un pays à l'autre et supposent une définition locale de ce que l'on appelle communauté.

Néanmoins, au sein de cette stratégie complexe et écologique, figurent des éléments techniques novateurs susceptibles par leur poids de polariser l'attention au détriment des autres.

En 1996, un nouvel antibiotique, l'azithromycine, actif sur *Chlamydia trachomatis* en raison de sa bonne pénétration intracellulaire, a été reconnu

[2] Elle porte en anglais l'acronyme SAFE, qui se décline de la même façon en S comme *surgery*, A comme *antibiotic*, F comme *facial cleaning*, E comme *environment*.

comme particulièrement efficace pour traiter le trachome. Administrée par voie orale en une prise unique (en comprimé ou en solution buvable pour les jeunes enfants), l'azithromycine était évidemment séduisante par rapport au traitement standard existant qui impliquait l'utilisation prolongée (au moins six semaines) de pommade à la tétracycline, difficile à appliquer sur l'œil, et mal acceptée par les enfants.

Cet antibiotique n'est pas apparu immédiatement comme une solution pour des pays aux ressources limitées. En 1998, l'Initiative internationale contre le trachome (ITI) a été créée par la section philanthropique de la firme Pfizer qui fabrique l'azithromycine, avec l'aide de la Fondation Edna Mc Connell Clark. À cette date, Pfizer a fourni la molécule gratuitement pour effectuer des essais en Tanzanie, en Gambie, et en Égypte puis au Maroc, comparant la prise d'azithromycine au traitement standard par la pommade à la tétracycline à 1 %. Ces essais ont démontré une réduction équivalente de l'infection. En novembre 2003, Pfizer annonçait un don de 135 millions de dose d'azithromycine pour les cinq ans à venir par l'intermédiaire de l'*International Trachoma Initiative*.

L'azithromycine, susceptible de traiter le trachome en une seule prise et pouvant de ce fait être distribuée en campagnes de masse à la population, est apparue pour certains comme la « *magic bullet* », le médicament miracle dont la quête a joué un si grand rôle dans l'histoire des maladies infectieuses.

L'acceptation mondiale de la stratégie CHANCE reflète pour le moment un consensus au sein de la communauté des spécialistes de la santé publique, à l'OMS et dans les pays concernés. Aucun point de vue alternatif n'a ces dernières années été soutenu par des experts du trachome. La stratégie CHANCE, en associant à des mesures techniques et médicales des mesures concernant la société et l'environnement, mise sur un effet positif de la lutte contre le trachome sur le développement.

Il n'existe pas actuellement dans la littérature de plaidoyer pour la limitation de cette stratégie à une ou plusieurs de ses composantes, même s'il existe chez certains scientifiques ou politiques une nostalgie à l'égard des politiques d'éradication menées sur la base de l'administration d'un produit unique, en campagne de masse.

En revanche, le travail est loin d'être achevé avec le principe de la stratégie. Dès lors qu'un pays a décidé de s'engager dans la lutte contre le trachome, il lui reste à définir avec précision la part de chacune des composantes et les modalités de leur application.

Présentation des différentes composantes de la stratégie CHANCE

La stratégie CHANCE privilégie une approche « écologique » d'attaque multiple de la maladie. Elle associe aux mesures chirurgicales et médicales des interventions sur l'environnement et sur les comportements qui en stabilisent et étendent les effets.

La chirurgie du trichiasis

Cette chirurgie, relativement simple dans son principe, vise à redresser la paupière de manière que les cils déviés ne frottent plus la cornée. Il existe plusieurs variantes de l'intervention chirurgicale, mais le problème n'est pas tant le choix de la technique que l'organisation du dépistage, la formation des opérateurs, le choix d'une stratégie qui permette d'offrir une chirurgie de qualité le plus près possible du lieu d'habitation des patients. Il est aussi important de comprendre les obstacles qui limitent l'accès à cette chirurgie.

L'antibiothérapie

La distribution d'azithromycine est un élément clé de la stratégie. Plusieurs questions se posent concernant les modalités d'administration de l'antibiotique (périodicité de la distribution et choix des populations ciblées...), les stratégies à choisir pour se procurer le produit et le distribuer, les moyens d'éviter tout détournement, et enfin les conséquences des distributions sur le système de santé.

L'utilisation de cet antibiotique en campagne de masse soulève des questions sur des effets secondaires éventuels, sur l'apparition de résistances chez *C. trachomatis* ou d'autres bactéries et donc sur la vigilance nécessaire.

Les mesures d'hygiène

La stratégie CHANCE propose une composante d'hygiène s'appuyant essentiellement sur la toilette du visage. L'école pourrait être l'une des portes d'entrée pour modifier en ce sens les comportements des enfants et aussi de leurs familles. Le secteur de l'éducation est un secteur clé du développement.

L'école, parente pauvre dans beaucoup de pays d'Afrique, traverse cependant une crise dans la formation et le recrutement des enseignants, et son prestige a fortement baissé. À quelles conditions peut-elle devenir un véritable outil au service de la communauté ?

L'eau au service de la santé

Il ne suffit pas de préconiser des comportements hygiéniques. L'usage de l'eau suppose d'abord une disponibilité de la ressource. La baisse du trachome dépend directement des efforts faits pour augmenter la quantité d'eau disponible utilisée pour la toilette. Lorsque l'eau est en relative abondance, le facteur comportemental devient prépondérant. L'amélioration de l'accès à l'eau comporte par ailleurs de nombreux bénéfices secondaires pour le confort quotidien et de fortes motivations pour la communauté.

Les mesures environnementales

Certaines espèces de mouches sont indiscutablement capables de véhiculer C. *trachomatis* et par conséquent accroissent le risque de contamination. La saison de prolifération des mouches coïncide souvent avec la recrudescence des cas de trachome. La construction de latrines, l'élimination des déchets ménagers, le nettoyage des cours des concessions offrent donc des chances de diminuer la dissémination du trachome. La stratégie CHANCE qui vise à l'amélioration de l'environnement, ne doit donc pas négliger la gestion des déchets, liquides et solides, et des excréments.

Parmi les problèmes posés par l'environnement, en rapport avec le trachome et la pullulation de mouches, la collecte des ordures fait aujourd'hui dans le monde l'objet de réflexions attentives. Un enjeu fort est celui de la prise en charge par les communes de l'enlèvement des ordures et de leur destruction. Dans beaucoup de pays du Sud, l'enlèvement des ordures était de longue date aux mains de corporations spécialisées, comme les chiffonniers d'Europe, ayant développé un savoir-faire du triage et de la récupération. Actuellement, la gestion des ordures est sollicitée par de grandes multinationales qui viennent proposer leurs solutions, au nom de la salubrité de l'environnement, mais la récupération des déchets s'avère très inférieure à ce qu'elle était entre les mains des artisans de la profession et conduit en outre au chômage des anciens éboueurs. C'est donc un domaine en pleine évolution, où les pays d'Afrique subsaharienne ont à inventer leur propre solution.

En matière de trachome, les retombées de l'assainissement n'apparaîtront qu'au bout d'un délai variable, mais elles concerneront bien d'autres maladies que le trachome (diarrhées, infections respiratoires, parasitoses intestinales).

Le poids économique du trachome et les perspectives de développement

Le trachome cécitant a un impact sur l'économie et sur la capacité de production des pays qui en sont affectés.

La détermination sur le terrain du fardeau économique et du handicap subi par les individus, variable en fonction de l'âge, de la profession et du contexte familial, pourrait seule refléter avec exactitude la diversité des situations. En l'absence de tels travaux, la littérature fournit surtout des modèles qui reposent sur un certain nombre d'hypothèses concernant le pourcentage de la baisse de productivité individuelle en fonction de l'incapacité.

La difficulté de l'évaluation économique du trachome est accrue par le fait que le trachome atteint prioritairement les populations les plus pauvres. La perte de revenu de ces plus pauvres, des femmes, des sujets âgés, toutes catégories situées dans le « secteur informel », est particulièrement difficile à estimer.

Bilan et perspectives de la stratégie CHANCE

La stratégie CHANCE tend à mimer en partie l'évolution historique des pays qui se sont débarrassés du trachome avant l'ère des antibiotiques, tout en disposant précisément d'atouts modernes comme l'antibiothérapie. Elle est difficile à évaluer dans sa globalité, en raison de l'hétérogénéité de ses éléments qui n'évoluent pas sur le même tempo. Comment comparer les effets des améliorations de l'hygiène, qui vont au rythme d'un changement de génération, avec les effets de la chirurgie sur des adultes âgés et ceux de l'antibiothérapie sur les enfants ? Comment modéliser et quantifier les effets du lavage du visage et des mains ?

Ses effets peuvent néanmoins être évalués globalement, et ses promoteurs ont tenu à garder son caractère indécomposable, même si des aménagements de certaines composantes sont prévisibles d'ici l'an 2020.

Les considérations économiques sont au premier plan pour l'évaluation globale de la stratégie CHANCE au cours des années à venir, elles touchent aussi le poids de ses différentes composantes, entre lesquelles il faut trouver un équilibre. Chaque composante est elle-même susceptible de revêtir des formes différentes, d'un coût mesurable, comme la distribution d'azithromycine. Il faut aussi envisager l'évolution des coûts des différentes mesures au cours des deux décennies à venir.

Le programme malien dans le monde

La proposition de l'OMS « Vision 2020-le droit à la vision » a choisi la même échéance que l'Alliance contre le trachome. Par l'importance de l'endémie sur son territoire mais aussi par la promptitude et la détermination avec laquelle il a organisé son programme national, le Mali s'est inscrit au premier rang des pays pilotes qui s'efforceront de réaliser l'élimination du trachome cécitant et d'entraîner dans cette voie les pays de la région. C'est sur de tels efforts, que repose l'espoir raisonnable de diminuer par deux la population d'aveugles du monde entier.

GENÈSE DU RAPPORT DE SYNTHÈSE

L'expertise collégiale sur le trachome en Afrique subsaharienne s'adresse aux décideurs des gouvernements et des organisations concernées, en leur apportant des réponses précises qui les aident à mettre en œuvre un plan efficace et cohérent et à en suivre le déroulement.

Les questions identifiées et formulées par les commanditaires ont été classées selon trois axes :

- l'épidémiologie repérant les facteurs de risque ;
- les sciences sociales visant une analyse plus fine et plus qualitative du milieu ;
- la santé publique, proposant des modalités de mise en œuvre de la stratégie, au plus près de la décision.

Cette expertise collégiale qui associe des experts du Nord et du Sud, des francophones et des anglophones reflète aussi les attentes et les débats contradictoires des diverses communautés concernées.

L'expertise est par définition réalisée par un groupe d'experts, mettant en commun leurs connaissances du terrain et de la bibliographie, avec leur formation spécifique et leurs inévitables œillères. La question de la lutte contre le trachome dans l'Afrique subsaharienne était définie sinon abordée sous un angle délibérément médical (« le trachome est une infection de la conjonctive due à *Chlamydia trachomatis* »...). Le but de l'expertise est pourtant non de poser les termes d'une activité idéale, mais, en s'appuyant sur l'état présent des questions scientifiques, d'éclairer les termes des alternatives rencontrées et de peser les conséquences des choix concrets.

Même si cette expertise diffère franchement d'un forum de citoyens sur des questions scientifiques, en raison même des exigences de scientificité qu'elle entendait respecter, elle s'est ouverte pendant son déroulement aux suggestions des membres de la communauté scientifique et du département de l'IRD qui l'avait pilotée. Les questions pertinentes et impertinentes des uns et des autres, la vision du rôle des expertises de la directrice du département, Marianne Berthod, et de son équipe, ont contribué à cette ouverture et au prolongement de l'expertise au-delà des limites du seul trachome.

Malgré la tentation toujours forte avec des experts de bâtir un modèle idéal et technocratique de l'action projetée, le rapport final de synthèse a insisté sur les problématiques sous-jacentes aux différentes questions tout en envisageant les conditions concrètes du déroulement de la lutte.

Après avoir considéré les « leçons de l'histoire » et suivi la trajectoire d'élimination du trachome dans le passé, le rapport de synthèse aborde le vécu des populations et leurs attitudes envers les maladies oculaires. Il présente les données sur le poids économique du trachome et s'interroge sur les liens réciproques entre développement et disparition du trachome, avant d'aborder les actions nécessaires. Il passe en revue les moyens disponibles. Moyens médico-chirurgicaux d'abord sur lesquels le point est fait. La chirurgie, quand et comment opérer ? Avec quels opérateurs et quels résultats ? L'antibiothérapie ensuite, avec toutes les questions que soulève son emploi : la surveillance des effets secondaires et de la résistance, l'acquisition et la distribution du produit, la possibilité de détournements et de dysfonctionnements locaux. Les interventions sur les comportements et le milieu, plus difficiles à définir mais porteuses de développement englobent les modifications de l'hygiène collective et privée, le rôle de l'école et des médias, l'amélioration de l'eau, le contrôle des mouches et la gestion des déchets et des excréments.

Pour mener à bien ces initiatives, sur qui s'appuyer ? Les femmes, les premières concernées en tant que mères et à titre personnel ? Le personnel des structures de santé ? Les communautés ? Quelle est la part de la démarche dite d'appropriation des dites communautés ?

Le document envisage enfin la suite, la surveillance, la planification et les modèles qui peuvent guider les estimations sur la piste de l'élimination du trachome d'ici 2020. Les recommandations s'il y a lieu ont émaillé certains chapitres. La conclusion complète le plaidoyer et resserre l'argumentaire à destination des décideurs.

La stratégie CHANCE est l'horizon actuel des programmes de lutte contre le trachome. Dans le but de faciliter les prises de décision et la planification à l'échelon national, l'OMS a proposé en 2003 les Objectifs ultimes d'intervention (OUI) pour fournir des outils utilisables dans le suivi des programmes. Les objectifs précis rapportés aux différentes dimensions de la stratégie CHANCE et les indicateurs permettent d'apprécier si les buts ont été atteints ou pas. Ils peuvent évidemment se décliner différemment selon les pays. L'expertise fournit des éléments de réflexion utiles pour ajuster les définitions des uns et des autres, en particulier là où ils sont le plus difficiles à appliquer (environnement et hygiène), dans une perspective de santé publique.

Les leçons de l'histoire

Le trachome a disparu de nombreux pays d'Europe aux alentours de la deuxième guerre mondiale. Quels sont les déterminants sociaux, culturels et médicaux expliquant cette disparition et la persistance dans d'autres pays ?

Y a-t-il des cas où la cécité due au trachome a disparu dans des zones d'endémie, alors même qu'il n'y a pas eu d'amélioration significative du niveau socioéconomique ?

Le trachome est une affection historiquement attestée au moins depuis l'époque pharaonique. On dispose à travers les temps d'une documentation abondante, quoique hétérogène. Les historiens ont bien du mal à dégager l'histoire du trachome au sens actuel du mot, infection de la conjonctive due aux seules *Chlamydia*, de celle des ophtalmies ou affections oculaires en général ; en revanche, ils peuvent aisément suivre celle du trichiasis, et de la cécité par opacité cornéenne.

Le trachome, une affection cosmopolite

Il n'a jamais été démontré qu'un groupe ou une population était particulièrement sensible. Aujourd'hui sont suspectés des facteurs génétiques de susceptibilité individuelle, mais leur connaissance est encore balbutiante. Le trachome a touché historiquement les peuples les plus divers. Il sévissait dans les pays froids et dans les pays chauds, de la Finlande au Sénégal, dans les plaines et les vallées, sur les côtes et loin des rivages. Les médecins du XIXe siècle étaient dans l'incapacité de singulariser la niche[3] du trachome. Tout au plus notait-on une certaine prédominance dans les régions chaudes et sèches, où les vents de sable irritent chroniquement la conjonctive. L'Afrique sahélienne, par exemple, paraissait plus touchée que l'Afrique centrale. Pouvant prendre une allure épidémique en cas de brassage rapide et massif de populations, le trachome paraissait avant tout

[3] Dans le sens du XIXe siècle qui était celui de configuration de facteurs étiologiques.

favorisé par la pauvreté, la promiscuité et le manque d'eau pour les besoins élémentaires de la vie.

Une étiologie microbienne a été envisagée dès le début de l'ère bactériologique, après l'identification des bacilles de la tuberculose, de la lèpre et du choléra dans les années 1880. Cependant, en dépit des efforts persévérants, avec plusieurs périodes de faux espoirs, l'agent pathogène a nargué les bactériologistes jusque dans les années 1950 où ils ont enfin réussi à le cultiver en laboratoire.

Ce long délai dans la « modernisation » de l'affection a sans doute favorisé le déploiement d'une réflexion approfondie sur les facteurs naturels et sociaux, climatiques et comportementaux, potentiellement impliqués dans le déclenchement et l'évolution du trachome. Aujourd'hui, l'épidémiologie s'attaque toujours à l'étude de nombreux facteurs associés statistiquement au risque de trachome, sans toutefois réussir à quantifier avec précision leur part respective.

Le trachome, un fléau en Europe jusqu'à la moitié du XXe siècle

À la fin du XIXe siècle, le trachome était considéré par les hygiénistes comme un véritable fléau dans les pays en cours d'industrialisation : l'Angleterre, la France, l'Allemagne ou encore la Russie. Au moment de la première guerre mondiale, sans l'intervention d'aucun médicament miracle, le trachome avait pourtant très nettement régressé. Il s'est de nouveau manifesté pendant les hostilités. Au retour de la paix, l'Organisation d'hygiène de la Société des Nations s'est préoccupée d'enregistrer les premières statistiques à l'échelle mondiale, évidemment d'une fiabilité très inégale (la Tunisie et les États-Unis avaient en 1923 le même nombre de déclarations de cas !).

En 1939, donc avant les antibiotiques, pour les principaux pays d'Europe de l'Ouest, le trachome ne posait déjà plus un véritable problème de santé. Que s'était-il passé, et quelles avaient été les mesures prises ?

L'affection étant manifeste surtout au sein de certaines collectivités, c'est dans le cadre de ces collectivités que la lutte à l'intérieur des frontières nationales s'est déroulée, à savoir l'armée puis l'école (avec l'extension de la scolarité) et à un moindre degré le lieu de travail. Dans ce dernier cas, le rôle des microtraumatismes professionnels (tailleurs de pierre, polisseurs, bâtiment) a été admis et a donné lieu à toute une jurisprudence et à des mesures d'adaptation des postes de travail.

Le dépistage a été associé à des traitements par différents collyres utilisant au fil du temps des sels de cuivre ou d'argent, puis les sulfamides à partir de 1930. Des interventions chirurgicales ont été mises au point pour traiter le trichiasis et éviter la cécité. Pour empêcher la contagion, l'isolement des patients a été proposé, et dans certains cas des régiments et des écoles pour trachomateux ont même été créés.

Sur le plan international, a été institué un contrôle des voyageurs et surtout des immigrés. Les États-Unis notamment ont mis en œuvre un contrôle draconien qui a poussé les candidats à l'immigration à se faire dépister et traiter avant leur départ, spécialement dans les hôpitaux anglais.

L'amélioration progressive de l'hygiène publique et privée, le bas prix du savon, l'installation de l'eau courante ont sûrement joué un rôle dans la disparition du trachome comme dans celle d'autres maladies infectieuses. De ce point de vue, le trachome est une maladie comme les autres. Le débat sur le trachome renvoie à un débat plus large[4] sur les facteurs du déclin des maladies infectieuses en Europe au cours du XXe siècle. La part de la médecine dans ce déclin apparaît, sauf cas particulier, relativement modeste en regard des améliorations de la nutrition, de l'habitat et des conditions de travail.

En ce qui concerne le trachome, les mesures spécifiques d'isolement, de dépistage et de traitement par topiques ont sûrement contribué à limiter la diffusion de la maladie. La surveillance des frontières, en tout cas pour l'Europe, n'a probablement joué qu'un rôle mineur dans la mesure où elle n'a pas vraiment été appliquée. Les bouffées épidémiques de trachome au moment des grandes guerres apportent en revanche la preuve du rôle aggravant du déplacement massif de populations et de la détérioration brutale des conditions de vie et de l'hygiène.

L'histoire ne suggère aucun modèle univoque. Pour comprendre la disparition du trachome dans les pays concernés, il est nécessaire d'analyser les

[4] Débat illustré par le best-seller d'Ivan Illich, *Némésis médicale*, Seuil, Paris, 1984.

moyens déployés contre la maladie, au cours des cinquante années qui viennent de s'écouler, ainsi que les transformations politiques, économiques et sociales. Il est néanmoins difficile de faire la part de ce qui revient à l'amélioration du niveau de vie socio-économique et aux mesures volontaristes adoptées.

Les différents modèles historiques d'élimination du trachome

Est-il possible de tirer parti de l'expérience accumulée par les pays qui au cours de l'histoire se sont débarrassés du trachome cécitant, pour identifier les éléments cruciaux dans la disparition de la maladie ?

Parmi les modèles historiques possibles, le plus ancien est celui des **pays d'Europe occidentale** : France, Angleterre, plus tardivement Italie, Espagne, Portugal et Irlande, où le trachome a disparu avant l'arrivée des antibiotiques. Le dépistage et des traitements plus ou moins efficaces ont été pratiqués au sein des collectivités closes (militaires, hospitalières, scolaires), alors que le niveau de vie et d'hygiène s'élevait progressivement dans les populations.

Plus récemment, des pays d'**Europe centrale** comme la Pologne ou l'ancienne Yougoslavie ont connu une évolution semblable. L'infection, en nette recrudescence pendant la Deuxième Guerre mondiale, s'est progressivement éteinte au cours des années de reconstruction de ces pays. Une élévation incontestable du niveau de vie et une amélioration globale de l'hygiène ont dans ce cas également contribué à la transition démographique du XXe siècle et au déclin de la cécité d'origine infectieuse.

Il en a été de même dans l'ex-Union soviétique (y compris en Asie centrale où les voyageurs du XIXe siècle signalaient le grand nombre d'aveugles aux abords des mosquées de Boukhara et de Samarkand). Le nombre de cas de trachome cécitant a diminué à la suite d'une scolarisation intensive et d'un bon encadrement en santé publique, après la Deuxième Guerre.

Dans les autres pays d'élimination plus récente du trachome, l'antibiothérapie a joué un rôle.

La **Tunisie** offre un exemple particulièrement bien documenté. Grâce à une série continue de monographies, se succédant de Cuénot et Nataf à Dawson et Daghfous, il est possible de reconstituer l'histoire de l'infection dans le pays. À partir du début du xxe siècle, ont été entrepris des essais de vaccination infructueux, des études microbiologiques et expérimentales autour de Charles Nicolle, ainsi que des enquêtes épidémiologiques conduites par la direction locale de l'hygiène. Le trachome sévissait d'abord sur l'ensemble du territoire. Entre les deux guerres, se dessine un gradient entre nord et sud, d'une part, est et ouest d'autre part, opposant la partie économiquement active du pays, Nord et Sahel, aux régions pauvres et rurales de climat semi-désertique, le trachome dominant dans ces dernières. En 1958, la prévalence dépassait un peu partout 30 %, mais avec une gravité et une fréquence plus grandes dans le Sud, de Sfax au désert.

Vingt ans plus tard, la prévalence du trachome, tous stades confondus y compris le trichiasis, s'est effondrée. Seul le grand Sud demeurait très touché avec des taux de trachome total supérieurs à 30 %. Au cours de ces vingt années qui coïncidaient avec les premières années de l'indépendance, la lutte a porté sur plusieurs fronts et ses effets ont dû se cumuler. Des campagnes de traitement de masse ont eu lieu dans les écoles, utilisant la pommade à l'auréomycine à 1 %, administrée souvent par l'instituteur lui-même et dans les dispensaires. Mais l'épicier local a également disposé de pommade à l'auréomycine à un faible coût, un encouragement conscient à l'auto-administration du médicament, dont les témoins aujourd'hui se souviennent parce que la pommade « piquait l'œil ». Un dépistage du trichiasis a été effectué par des équipes mobiles, assorti d'interventions dans les dispensaires et hôpitaux.

Pendant cette période, l'électrification a commencé dans les campagnes. La scolarisation, embryonnaire sous le protectorat, a été menée tambour battant chez les garçons mais aussi chez les filles, atteignant des taux supérieurs à 70 % et couvrant quasiment l'ensemble du pays. Le revenu par tête a augmenté modérément, mais le développement des industries du bâtiment a permis de construire des logements plus grands et plus salubres, cependant que les travaux d'adduction d'eau en facilitaient l'accès dans les villes et les villages du Nord et du Sahel.

Après 1970, les efforts se sont concentrés sur le Sud, menés par des médecins ophtalmologues, avec l'aide d'infirmiers spécialisés dans les soins oculaires, parachevant l'œuvre entreprise. À plusieurs reprises, au cours de ces dernières années des spécialistes du trachome ont visité la Tunisie, sans dénicher un cas de trachome actif.

En Algérie, le trachome, massif au début du siècle, a régressé continuellement à partir des années 1930 et après la Deuxième Guerre et l'indépendance, selon une trajectoire proche de celle de la Tunisie. Le trachome était considéré comme pratiquement éliminé, mais à la faveur des troubles des dernières années et du relâchement de la vigilance en matière de santé publique, la prévalence est nettement remontée dans les oasis du Sud.

En Égypte, malgré les espoirs à la période nassérienne d'en finir avec l'« ophtalmie nationale », la maladie est loin d'avoir disparu.

Du Moyen Âge au XIXe siècle, les récits des voyageurs concordaient sur la fréquence des maladies des yeux et de la cécité dans tous les villages.

Sous le protectorat anglais, en 1904, l'ophtalmologiste MacCallan a donné son nom à une classification clinique des lésions. Il a créé la première clinique ophtalmologique mobile, et publié en 1913 *Trachoma and its complications in Egypt,* resté un ouvrage de référence. La prévalence du trachome atteignait alors 90 % des villageois. Un pour cent des villageois était aveugle des deux yeux, sans qu'évidemment le trachome soit seul en cause.

Entre les deux guerres, Rowland Wilson, directeur du Memorial Ophtalmic Research à Guizeh (fondé en 1926 et existant encore de nos jours) accuse globalement malnutrition, pauvreté et hygiène défectueuse, bref la dure condition des fellahs d'Égypte. Il dénonce, dans la transmission du trachome, le rôle des mouches qui pullulent dans les villages autour des excréments qui jonchent le sol, en l'absence de latrines, et des galettes de combustible faites de bouse séchée. Il préconise des mesures associant l'éducation des filles et la protection des bébés contre les mouches, l'application de sulfate de zinc dans les yeux des enfants. Mais le village égyptien ne s'améliore guère, faute de volonté politique et de financement.

En 1948, une étude de la Fondation Rockefeller indique la stagnation du taux d'infection dans le delta du Nil autour de 90 %. Le DDT fait naître de grands espoirs et la Fondation répand l'insecticide à profusion, mais deux ans plus tard la résistance des mouches décourage la poursuite des plans. Le trachome paraît inexpugnable en Égypte.

En 1952, à l'avènement de Nasser, le trachome est reconnu officiellement comme une priorité de la santé à la campagne où le nouveau régime multiplie les centres de santé. Au début des années 1970, le gouvernement considère que le trachome est en voie de disparition et ne nécessite plus de mesures particulières. Aussi en 1990, quand l'OMS envisage l'élimination du trachome, l'Égypte décline-t-elle l'invitation à être déclaré pays d'endémie. Ce n'est qu'en 2000, après des enquêtes régionales alarmantes, que le trachome a retrouvé sa dimension de fléau national ; il concernerait 30 à 60 % des enfants dans certains villages. Le gouvernement participe désormais aux travaux de l'Alliance pour l'élimination du trachome. Aujourd'hui, on ne dispose toujours pas de données nationales exhaustives. Le taux des écoliers atteints dans certaines régions serait de 30 %.

L'exemple de l'Égypte illustre l'importance de la vigilance en matière de trachome. Si personne au dispensaire ou à l'école ne prend soin de retourner la paupière des enfants, on peut passer à côté d'une poursuite à bas bruit de la maladie. Il prouve aussi la nécessité d'une continuité dans la politique de santé publique et de la prise en compte des dimensions réelles du fléau.

Le Viêt-nam, en contraste, offre un exemple de gestion centralisée et soutenue du trachome. Le gouvernement du Nord-Viêt-nam, dans les années 1950, a assumé la lutte contre le trachome (atteignant 90 % de la population), avec une « ligne nationale » définie et des programmes intégrant l'hygiène dans l'enseignement et s'appuyant sur les tradipraticiens locaux. L'Institut du trachome à Hanoï dépêche des brigades mobiles dans les villages, appuyées par un réseau de dispensaires pour le dépistage et le traitement du trachome. Le traitement du trichiasis est réalisé par des agents de santé communautaires formés rapidement.

Il est difficile d'apprécier comment la population s'est approprié un enseignement ouvertement orienté vers la lutte contre « les mauvaises habitudes » et le changement des mentalités. Quoi qu'il en soit, l'endémie trachomateuse a incontestablement diminué au Nord-Viêt-nam, puis dans l'ensemble de la république vietnamienne, après la fin de la guerre. La lutte a associé la chimiothérapie (collyres minéraux puis sulfamides) à des essais de médicaments traditionnels. Des films, des vignettes illustrant la lutte contre le trachome sur les boîtes d'allumettes et les couvertures de cahiers pour écoliers disséminent les messages sanitaires enrôlant les collectivités.

Dans les années 1960, les minorités ethniques dans les montagnes étaient considérées comme moins à risque, peut-être en raison d'une surpopulation moins flagrante que dans le delta. Ou peut-être s'agissait-il surtout d'une méconnaissance des réalités locales. Aujourd'hui, le trachome est présenté par les autorités sanitaires du Viêt-nam comme une maladie des minorités pauvres et sous-développées, qui n'auraient pas bénéficié des mesures d'assainissement du milieu et des campagnes d'hygiène.

Le Sénégal a enregistré ces dernières années une diminution de l'endémie trachomateuse. Si la prévalence du trichiasis, proche de celle du Mali, reflète l'ampleur historique de l'endémie, la prévalence du trachome actif chez les enfants dans les villages est trois fois moindre qu'au Mali, et cette diminution suggère une tendance à la régression du trachome cécitant. Une des hypothèses expliquant ce phénomène pourrait être un niveau de vie plus élevé et un taux de scolarité plus important.

Au cours de ces trente dernières années, d'autres pays se sont illustrés par une évolution favorable, comme **l'Arabie Saoudite, le sultanat d'Oman ou le Myanmar** qui ont instauré des mesures spécifiques contre le trachome. Dans le cas de l'Arabie Saoudite, l'élévation du niveau de vie des Bédouins sédentarisés est probablement le facteur principal, comme en témoignent tous les rapports. Les dispensaires ont déployé parallèlement une intense activité curative. En revanche, au Myanmar, la décroissance du trachome ne peut être attribuée à une élévation spectaculaire du niveau de vie, et le mérite en revient, semble-t-il, aux campagnes de traitement antibiotique de masse.

Au Maroc, dans les années 1950, le trachome sévissait sur l'ensemble du territoire. Il a progressivement disparu, de façon analogue à la Tunisie et pour les mêmes raisons, dans la plupart des régions, à l'exception des provinces déshéritées du Sud-Est. En raison de ces foyers résiduels, il a été choisi comme pays pilote avec la Gambie et le Mali, lors de la première réunion de l'Alliance en 1996 et constitue probablement à ce jour l'exemple le plus documenté d'application de la stratégie CHANCE.

La réussite marocaine, il ne s'agit pas encore d'élimination du trachome, mais de l'interruption de la transmission du trachome cécitant, s'explique par la convergence de plusieurs facteurs :

- une volonté politique de lutte, affichée depuis 1994 ;
- des ressources humaines importantes, des ophtalmologues encadrant les infirmiers sur le terrain ;
- une campagne active menée à partir de 1997, associant l'État et les ONG dont l'ITI (International Trachoma Initiative).

Le Maroc a saisi l'opportunité de la stratégie CHANCE. À l'antibiothérapie facilitée par le don de Pfizer, il a associé des actions d'information et de développement, destinées à consolider le déclin de l'infection sans qu'on ait besoin de prolonger l'administration de l'antibiotique.

CONCLUSIONS ET RECOMMANDATIONS

Si l'on compare les pays où le trachome a disparu ou diminué significativement en quelques décennies, on constate que l'élévation du niveau de vie associée a été inégale selon les cas et qu'une amélioration modérée, dans le cas de la Tunisie et des pays d'Asie centrale par exemple, peut aller de pair avec l'élimination du trachome cécitant, si certaines conditions sont posées comme :

- une prise de conscience de l'endémie trachomateuse parmi les populations qui, soit se traitent spontanément, soit se présentent dans les centres de santé,
- la réalisation de campagnes spectaculaires qui tendent à augmenter la visibilité sociale de l'affection,
- le rôle favorisant des actions de santé publique dans les villages,
- la disponibilité de méthodes de traitement relativement aisées à appliquer (pommade oculaire) et peu chères.

Les lois de l'histoire sont marquées du sceau de la contingence, ce qui veut dire que les mêmes causes ne produisent pas toujours les mêmes effets, et que la reproduction à l'identique est impossible. Néanmoins, la stratégie CHANCE essaie de produire une synergie, à l'image de celle qui s'est révélée spontanément efficace dans le passé, entre des mesures sociales telles que l'assainissement du milieu et l'éducation, et des mesures médicales et chirurgicales, sans attendre tout d'une modification radicale du niveau de vie. Plusieurs facteurs se potentialisant mutuellement devraient permettre d'accélérer la tendance historique d'extinction de la maladie.

Une des leçons de l'histoire est de ne pas tout attendre d'une antibiothérapie ni absolument indispensable ni indéfiniment renouvelable, et d'espérer enclencher un cercle vertueux associant la baisse du trachome et l'amélioration des conditions de vie, qui parachèvera une évolution peut-être en partie « naturelle ».

Le vécu des populations

Représentations populaires du trachome : lien conjonctivite/trichiasis

« *Jugu te maa la, bana de ye jugu ye* » (L'homme n'a pas d'ennemi, la maladie seule est l'ennemi.)

La médecine moderne établit un lien de cause à effet entre les infections répétées de l'enfant à *C. trachomatis* et le trichiasis de l'adulte. Avec une endémie comme le trachome, la difficulté est de rendre socialement visible la maladie. Une épidémie du type choléra est facilement saisie par tous les acteurs sociaux, même s'il n'y a pas coïncidence entre leurs représentations respectives de l'étiologie ou même des symptômes. Les populations ne font généralement pas le lien entre une affection oculaire bénigne et temporaire, et les troubles graves de la vue plusieurs dizaines d'années plus tard. De plus, durant l'enfance, les affections oculaires se voient éclipsées par des maladies qui peuvent être mortelles : diarrhées, pneumopathies ou autres maladies infectieuses.

Une des premières difficultés de la lutte contre le trachome est donc de confronter les préoccupations des médecins de santé publique visant une maladie spécifique, et celles des populations, infiniment plus globales.

Les connaissances que les anthropologues ont du milieu peuvent aider à concevoir des programmes tenant compte de la manière dont les populations conçoivent « le propre et le sale », et la transmission des maladies.

La biomédecine distingue généralement trois modes de transmission des maladies. Elles peuvent être héréditaires (d'origine génétique), contagieuses d'homme à homme ou transmises par le milieu (y compris par les insectes). En Afrique de l'Ouest, ces trois éléments ne sont pas distingués par les populations. Cependant, on retrouve ces trois composantes en proportion variable dans leur conception du « passage » des maladies.

La constatation qu'une maladie est fréquente au sein de certaines fratries amène, par exemple, à évoquer un « héritage » ou une transmission régulière au sein de la famille. Certaines familles, voire certains villages, seraient ainsi prédisposés à développer la maladie. Quand un membre du groupe est exempt de trichiasis dans certains villages, il peut être considéré par les autres comme n'étant pas un digne descendant de ses ancêtres.

Certaines maladies sont reconnues comme transmises par le contact entre personnes. La contagion peut être aussi attribuée au partage d'ustensiles, tels que le bâton qui permet d'appliquer le kohl (antimoine) sur la paupière.

Certains environnements sont jugés propices à la survenue de maladies oculaires, en raison des miasmes ou des forces qui s'en dégageraient (marécages, bois sacrés, etc.).

Support du regard, concentré de la personne humaine, l'œil est impressionnable par les images qu'il recueille. Les maladies de l'œil peuvent être attribuées à la fréquentation de lieux maléfiques, sols aux exhalaisons douteuses, imprégnés d'urine ou de déjections, endroits inquiétants comme les abords d'un marécage ou la profondeur de la brousse. Elles peuvent aussi être mises en rapport avec l'observation d'une scène interdite (analogue à la « scène primitive » des psychanalystes) de violence ou de sexualité.

La nature particulière de l'œil, son lien avec la fonction de communication, expliquent que la contagion puisse être rattachée aux dangers du croisement des regards. Le « mauvais œil » est un syndrome culturel rencontré dans de nombreuses civilisations, en particulier sur le pourtour méditerranéen et en Afrique de l'Ouest. Le bel enfant est ainsi exposé au « mauvais œil », particulièrement dans un contexte polygamique avec rivalité entre coépouses. D'où la coutume ancienne de dérober le bébé aux regards indiscrets et aussi de le laisser dans sa crasse native qui est supposée le protéger comme une carapace.

Les anthropologues constatent **l'hybridation actuelle de fait entre « tradition » et « modernité »** dans les représentations et les pratiques, dont témoigne la variété des « itinéraires de santé » et des recours thérapeutiques auprès des soignants disponibles, des « sorciers » aux systèmes de santé à l'occidentale, avec beaucoup d'intermédiaires.

Les représentations du trachome dans les cultures des pays d'Afrique de l'Ouest

Les quelques études consacrées à l'anthropologie des maladies oculaires montrent que les populations d'Afrique de l'Ouest accordent une grande attention aux troubles oculaires qui sont gênants (démangeaisons, brûlures, sensation de sable, troubles visuels) et aux lésions faciles à observer. Elles ressentent comme anormaux, au niveau des yeux, rougeur, sécrétions et suppurations, œdème. Le *nyèdimi,* mal oculaire (de *nyè,* œil, et *dimi*, mal, douleur) désigne globalement en bambara de nombreux troubles oculaires. *Nyèdimi dialan* (de *nyè*, œil, *dimi,* mal, et *dialan, sec*), correspond au « xérosis » (œil sec) de la médecine occidentale.

Les populations sont conscientes que les maux oculaires, quels qu'ils soient, s'ils ne sont pas soignés, peuvent détériorer la vue. Elles soulignent toutes l'extrême fragilité de l'œil, organe très précieux, car la privation de la vue constitue un lourd désavantage pour l'individu et l'empêche de subvenir à ses besoins et à ceux de sa famille.

Conjonctivite infantile, maladie bénigne

Les affections oculaires de l'enfant, fréquentes, le plus souvent sans gravité, sont associées à des moments clé de la croissance comme la poussée des premières dents, période de fragilité particulière.

« Si l'enfant a commencé à pousser des dents, ses yeux rougissent, son corps devient chaud, et il a la maladie des yeux. C'est le *kolobo nyèdimi*. Quand les maux des yeux le fatiguent, l'enfant peut aussi sortir la maladie par le ventre, il vomit et il a la diarrhée. »

Lien conjonctivite/trichiasis généralement mal perçu

Le trichiasis, avec l'aspect évocateur des cils recourbés qui frottent la cornée, est bien connu. De nombreux vocables le désignent dans les différentes langues en usage : en bambara*, a b'i nyè sogosogo* veut dire les « cils piquent les yeux », *nyèsibo* littéralement signifie « œil ou cils sortis », *nyé si karilèn et nyèsisara* renvoient aux « cils cassés » et aux « cils morts ».

Dans la plupart des sociétés d'Afrique de l'Ouest, la pince à épiler artisanale (*kènkèn* en bambara), qui permet d'arracher les cils, fait partie du « trousseau » de la personne âgée, et connote le trichiasis comme une des nombreuses affections liées au vieillissement et redoutées comme telles. Mais les populations n'établissent pas de lien entre la conjonctivite de l'enfance et la maladie de l'âge adulte ou même de la vieillesse.

La perception de ce lien varie toutefois selon les contextes ethniques ou sociaux. Ainsi les Dogons relèvent qu'« un enfant qui a des yeux mal soignés développe une maladie des yeux dans la vieillesse ». Des études anthropologiques en cours comparant les pratiques d'hygiène en milieu peul et dogon, par exemple, auront un double impact :

- elles permettront de mieux comprendre le mécanisme des disparités de prévalence entre des groupes ou des ethnies,
- elles tiendront compte dans l'élaboration des messages d'hygiène, de la connaissance intime que les populations ont des risques de leur milieu.

Conclusions et recommandations

Dans la conduite d'une stratégie de santé publique, il est primordial que les populations adhèrent aux mesures proposées, et les comprennent. Les conséquences fâcheuses de l'insuffisance de prise en considération des représentations des populations ne sont plus à démontrer. C'est pourquoi la lutte contre le trachome implique au premier chef de comprendre les véritables attentes et demandes des populations, et de trouver les moyens adéquats pour que les différents acteurs de la société s'approprient le savoir médical qui peut leur être bénéfique.

Le trichiasis tend à être vécu comme une fatalité. Si la lutte contre le trachome au cours des dernières années n'a pas donné les résultats attendus, une partie des difficultés réside dans l'incompréhension réciproque des soignants et des soignés, voire l'impression des populations que leurs véritables maux ne sont pas pris en compte.

Les tradipraticiens peuvent-ils jouer un rôle dans les changements de comportement, notamment du couple mère-enfant ?

« Do bè do don, do to don. Do tè do don, do bo don » (l'un connaît quelque chose que l'autre ne connaît pas...). Proverbe bambara.

La médecine occidentale a pendant longtemps combattu les guérisseurs locaux assimilés à des charlatans illégaux. La conférence d'Alma Ata en 1978 a marqué un revirement avec la réhabilitation, à l'ère des soins de santé primaires, des guérisseurs appelés tradipraticiens. Le terme entend rendre hommage à leur longue expérience et leur disponibilité. Les tradipraticiens culturellement adaptés à écouter, voire à compatir, apparaissent désormais comme un relais précieux, à la portée des bourses modestes. De là l'idée d'améliorer leur formation et de les intégrer dans des réseaux dispensant des soins simples et efficaces. De plus, ils incarnent désormais un véritable patrimoine de par leur connaissance de substances naturelles qui, en plus de leur valeur symbolique, pourraient constituer un précieux réservoir de molécules, à l'heure de la recherche de nouvelles lignes de médicaments contre les maladies émergentes et ré-émergentes.

L'attitude à l'égard des tradipraticiens a été depuis lors éminemment variable. Selon les pays, les tradipraticiens sont considérés comme des recours incontournables, voire efficaces, ou comme l'éternel obstacle à des procédures rationnelles et scientifiques. Dans ce dernier cas, on peut difficilement former des professionnels envers lesquels subsiste une véritable méfiance, et qui sont eux-mêmes dans une large part en compétition avec le système officiel.

En outre, le portrait du tradipraticien a changé. Il existe, notamment dans les villes, de nombreux personnages hybrides associant des pratiques populaires à des usages modernes, comme le cas du sida l'illustre bien : certains guérisseurs font suivre leurs malades dans des laboratoires pour vérifier le nombre de « T4 », (index de la résistance au virus VIH) et élaborent des protocoles thérapeutiques qu'ils essaient de promouvoir. Enfin, les déceptions engendrées par une médecine « inhospitalière »[5] amènent beaucoup de malades à retrouver le chemin des recours traditionnels.

Sans remettre le principe d'une collaboration en question, l'OMS a montré, ces dernières années, plus de circonspection que par le passé.

Au Mali où il existe de nombreux types de soignants « informels », 80 % des populations rurales ont recours à ces pratiques. Le ministère de la Santé malien reconnaît aujourd'hui officiellement les tradipraticiens comme un

[5] JAFFRÉ Y., OLIVIER DE SARDAN J.-P. (éds), 2002 – *Rapport sur les dysfonctionnements des systèmes de soins, enquêtes sur l'accès aux soins dans cinq capitales d'Afrique de l'Ouest.* Marseille, Unicef-Coopération française, 289 p.

maillon du système de soins. L'État malien a créé le Département de médecine traditionnelle au sein de l'Institut national de recherches en santé publique (INRSP), émis des textes réglementaires relatifs à l'exercice de la médecine traditionnelle, inscrit des médicaments dits « Médicaments traditionnels améliorés » sur la liste des médicaments essentiels et fondé la Fédération malienne des associations des thérapeutes traditionnels et herboristes. Une cinquantaine d'associations de tradithérapeutes sont actives à travers le Mali dont l'Association malienne pour la promotion des ophtalmologues traditionnels (Ampot).

Les tradipraticiens, relais entre populations et professionnels modernes de la santé à propos de l'hygiène ?

D'une façon générale, en Afrique, la propreté est avant tout une affaire de femmes, impliquées dans la toilette et l'entretien du corps, la préparation des aliments, le nettoyage de la maison et de la cour.

Ainsi, face aux maladies liées à une absence d'hygiène, ce sont surtout les accoucheuses traditionnelles qui ont potentiellement un grand rôle à jouer et pourraient transmettre des messages d'hygiène. En milieu rural, elles restent responsables de trois quarts des accouchements. Plusieurs réformes dans le passé ont prévu de leur donner un rôle tenu ailleurs par les « visiteuses » ou les « assistantes sociales ». Les résultats ont été dans le passé inégaux, faute de formation et d'incitation financière. Le soin des yeux peut néanmoins s'inscrire de façon limitée mais réelle dans le programme de travail de l'accoucheuse. La trousse de « l'accoucheuse traditionnelle recyclée » comporte aujourd'hui de la pommade à la tétracycline, qui vise la prévention des conjonctivites néonatales.

Conclusions et recommandations

Les tradipraticiens sont très fréquemment sollicités par les malades pour des affections oculaires. Il convient d'être extrêmement prudent car de nombreuses pratiques populaires sont nocives, comme les instillations de substances non contrôlées, sources possibles de surinfections oculaires.

L'utilisation des tradipraticiens pour transmettre une information pertinente est donc loin d'aller de soi. Tout d'abord, ils ne sont pas dans une tradition d'« information », ils fonctionnent dans un registre proche de leur client avec qui ils sont d'emblée « sur la même longueur d'onde ». Leur intégration éventuelle dans les programmes d'IEC leur ferait jouer un rôle qu'ils n'ont jusque-là jamais rempli dans la société. Il existe, en outre, une concurrence indubitable entre médecins et tradipraticiens, et ces derniers peuvent entendre protéger leur savoir qui est aussi leur gagne-pain. Seul le dialogue permettra de percevoir les convergences possibles entre les pratiques traditionnelles et les messages de santé, et la difficulté réside dans l'installation d'un climat de collaboration entre des professions qui ont un long passé de défiance réciproque.

Les accoucheuses traditionnelles pourraient plus facilement jouer un rôle. Pour cela, elles devraient acquérir des notions d'hygiène générale sur la propreté des pagnes et des linges au contact des bébés, des connaissances sur les modes de transmission du trachome et la conduite à tenir devant une infection oculaire manifeste.

Enfin, la reconnaissance du rôle et de l'utilité sociale des tradipraticiens ne devrait pas conduire à faire l'économie d'une **réflexion lucide sur l'insatisfaction des malades** vis-à-vis des soins dispensés dans les dispensaires ou dans les hôpitaux, l'insuffisance de l'accueil, le manque de disponibilité et d'écoute du personnel, et la carence en médicaments et en équipements. Cette reconnaissance ne devrait surtout pas faire oublier que, par exemple, la réduction de la mortalité maternelle passe par une diminution des accouchements non médicalisés. Il importe qu'un éventuel travail avec les guérisseurs et les néo-traditionalistes ne soit pas en contradiction avec d'autres programmes de santé.

Impact des substances traditionnelles sur l'évolution du trachome

Dans la recherche de produits efficaces, le continent africain dispose d'une flore particulièrement riche à explorer avec les moyens modernes. Dans ce contexte, les tradipraticiens peuvent apparaître comme les détenteurs de modes d'utilisation de substances, qui peuvent mettre sur la trace de découvertes importantes, voire potentiellement rémunératrices, à condition évidemment qu'une réglementation internationale plus équitable que par le passé intervienne pour protéger leurs droits.

Les maladies oculaires, parmi lesquelles se trouve le trachome, font l'objet de nombreuses « recettes » avec une indication et un mode d'administration bien précis.

Les substances naturelles dans la médecine traditionnelle au Mali

Le premier recueil malien (ex-soudanais) de recettes médicinales avait été élaboré par Dominique Traoré en 1920. Depuis, plusieurs ouvrages illustrés[6] présentent les plantes utilisées et décrivent leurs usages, avec des précisions sur leurs origines géographiques et leur teneur en principes actifs en fonction de la période et du site de récolte.

Au Mali, le Département de médecine traditionnelle (DMT), qui dépend du ministère de la Santé, gère la politique de valorisation des ressources de la médecine traditionnelle. Le DMT est Centre collaborateur de l'OMS en matière de médecine traditionnelle depuis 1980. Depuis 1983, les Médicaments traditionnels améliorés (MTA) représentent une tentative intéressante pour valider l'usage de drogues issues de la pharmacopée traditionnelle, sans s'engager dans la procédure complète conduisant à la mise sur le marché des produits des grandes firmes pharmaceutiques. La démarche simplifiée vise à confirmer l'activité pharmacologique, évaluer le seuil de toxicité, quantifier le dosage et contrôler la qualité.

Ces médicaments ne représentent pas seulement un intérêt économique (leur prix étant plus faible que celui des spécialités équivalentes), ils forment un pont entre médecine traditionnelle et médecine officielle. Sept d'entre eux figurent aujourd'hui dans la liste des Médicaments essentiels du Mali et le Formulaire thérapeutique national. Ils sont, en principe, disponibles dans toutes les officines de pharmacie et les formations sanitaires. Aucun ne concerne le trachome.

Il existe au Mali un cadre législatif et réglementaire pour la pratique de la médecine traditionnelle en cabinets privés, l'ouverture et le fonctionnement d'herboristeries et d'unités de production de Médicaments traditionnels améliorés.

[6] L'ouvrage du Père Malgras, de 1992, recense 160 arbres et arbustes utilisés dans la région de Sikasso. En ce qui concerne l'ophtalmologie, 73 espèces proviennent de 28 familles botaniques et donnent lieu à 101 recettes utilisant des décoctions, macérations ou la simple ébullition.
La thèse de Haoua Keita a recensé pour le district de Bamako 60 recettes pour le traitement des affections oculaires provenant de 57 espèces végétales se répartissant entre 36 familles botaniques, un produit d'origine animale (miel) et un d'origine minérale (cauris).

Des médicaments utiles à explorer ?

De nombreuses substances sont couramment utilisées dans le traitement des affections oculaires. Les modes d'administration des remèdes oculaires comprennent instillations, fumigations et bains d'yeux.

Les affections visées sont essentiellement les conjonctivites. Le trachome figure probablement pour une part non négligeable dans les troubles traités, les symptômes concernés étant par ordre d'importance le *nyèdimi* (souffrance oculaire), le *nyèjaladimi* (sécheresse oculaire) et le *bugun* (vision floue).

L'utilisation de substances minérales telles que les teintures pour les cuirs, les dérivés du cuivre et de l'antimoine, l'arsenic, les oxydes de zinc et de fer, remonte aux temps anciens. Au Maghreb et chez les Touareg du Mali, l'antimoine (kohl) a été particulièrement utilisé pour les infections oculaires. Aucun de ces traitements n'a cependant fait l'objet d'essais cliniques au sens moderne.

Les poudres sont supposées actives de façon à la fois chimique et mécanique pour assécher l'œil, gratter ou extirper les granulations. Des poudres à base d'excréments de chèvre rappellent l'importance des substances d'origine animale dans toutes les pharmacopées. Les bains d'yeux font intervenir toute une gamme de plantes. Les coquillages utilisés jouent le même rôle que les œillères, qui ont connu un grand essor en Europe au XXe siècle. En milieu dogon, le coquillage est rempli de décoctions ou de divers liquides organiques : larmes, liquide vaginal, lait de femme.

Des recherches menées, entre 1968 et 1996, sur une vingtaine de plantes ont montré des propriétés antiseptiques, bactéricides, virucides, antifongiques et antiparasitaires, cicatrisantes, anti-inflammatoires et antalgiques locales, en rapport avec la présence de groupements alcaloïdes, flavonoïdes, saponosides, de tanins et composés terpéniques. Dans le domaine de l'ophtalmologie, les effets portent sur la contraction de la pupille (alcaloïdes), l'amélioration de la circulation rétinienne et/ou choroïdienne (flavonoïdes), la régénération du pigment de la rétine, la rhodopsine (flavonoïdes), l'activité antifongique, anticandidosique et antivirale (saponosides), l'action antiseptique (terpènes), adoucissante et antiprurigineuse (tanins), et l'action anti-inflammatoire (stérols).

La mise en évidence de principes actifs dans les plantes permet de supposer un lien de cause à effet entre l'activité pharmacologique des substances naturelles et l'utilisation des plantes par les tradipraticiens. Des études chimiques, pharmacologiques et cliniques plus poussées sont indispensables pour aller plus loin. À ce jour, aucune plante n'a fait la preuve de son efficacité pour traiter les infections oculaires à *C. trachomatis*.

Mais d'abord, ne pas nuire !

Une enquête réalisée au Malawi suggère que 26 % des cécités dans une école d'enfants aveugles seraient dus à l'usage de médicaments traditionnels. D'après les études publiées au cours des vingt dernières années sur les causes et la prévalence de la cécité en Afrique, nombre de médicaments traditionnels, tout particulièrement ceux instillés directement dans l'œil, aggravent les affections oculaires et retardent la prise en charge des blessures et maladies graves de l'œil. Une partie des cicatrices observées pourrait être due à des pratiques traditionnelles.

Conclusions et recommandations

Il n'y a pas de substance traditionnelle qui ait démontré son efficacité pour traiter le trachome. Il est urgent de bannir les instillations de produits minéraux ou végétaux préparés traditionnellement qui sont dangereux pour l'œil.

Cela dit et fermement posé, on peut raisonnablement faire l'hypothèse qu'il existe des substances traditionnelles effectivement actives contre les infections oculaires et en particulier le trachome. Néanmoins, leur utilisation à grande échelle ne saurait être envisageable tant que des études d'innocuité et d'efficacité par rapport aux médicaments actuellement disponibles n'ont pas été conduites. Il restera alors à organiser des études suivant la méthodologie scientifique habituelle (essais cliniques) puis à produire le médicament en quantité industrielle sous une forme pharmaceutique adaptée.

Pour les produits qui répondraient aux critères de non-toxicité et d'efficacité, il est souhaitable d'assurer leur traçabilité, pour permettre l'établissement de la propriété intellectuelle en cas d'efficacité confirmée, dans l'esprit de la Convention de Rio de 1992, qui entend assurer aux communautés une juste rétribution pour leurs savoirs traditionnels.

Argumentaire économique

Conséquences économiques du trachome et impact économique des interventions

Les analyses coût-utilité

Les analyses économiques concernant le trachome se sont développées récemment. Les économistes et les épidémiologistes mesurent le poids d'une maladie en AVCI (Années de vie corrigées de l'invalidité, *DALY* en anglais). Ce paramètre mesure pour une maladie donnée le nombre d'années perdues ainsi que la dégradation de la qualité de vie des années à vivre. Cet indicateur permet de comparer le poids du trachome à celui d'autres maladies.

Le nombre d'AVCI perdues en raison du trachome est deux fois plus important en Afrique qu'en Chine et en Inde pour une population bien moins nombreuse. En Afrique, le trachome « pèse » presque autant que la cataracte alors qu'en Inde la cataracte « pèse » 6 fois plus. Le poids du trachome est bien plus important que celui de la lèpre en Afrique. En termes d'AVCI, en Afrique, si le trachome représente une priorité moindre qu'une maladie infectieuse comme la rougeole, son « poids » reste important. Il faut souligner que sa place relative augmente avec la transition épidémiologique qui manifeste le recul de la plupart des maladies infectieuses.

Les conséquences du trachome sont en général sous-estimées car elles ne se font sentir que tardivement après l'épisode infectieux initial, chez des personnes souvent âgées de plus de cinquante ans et plus fréquemment chez les femmes. Le poids de la cécité chez les femmes âgées n'apparaît pas pleinement en utilisant les AVCI, car leur espérance de vie à cet âge est réduite. La valeur des AVCI dépend aussi de la manière de quantifier l'incapacité. Le taux d'invalidité de 60 % souvent employé pour une cécité complète est probablement sous-estimé. Ces calculs ne prennent pas en compte la gêne provoquée par le trichiasis qui ne s'accompagne pas encore d'une totale cécité. Les recherches récentes ont montré que cette gêne est invalidante et entrave les activités quotidiennes des femmes. Chez les enfants, la gêne occasionnée par le trachome inflammatoire n'est pas non plus prise en compte, même si elle peut avoir un impact notable sur leur développement physique et mental. Enfin, l'espérance de vie plus réduite des aveugles doit aussi être prise en compte.

Les analyses coût-bénéfices et les perspectives de recherches

Pour une analyse économique plus complète qui puisse servir à des fins de comparaisons avec d'autres programmes non sanitaires, il est nécessaire de valoriser de façon monétaire les bénéfices et les pertes. Dans les analyses coût-bénéfices (par comparaison avec les analyses coût-utilité utilisant les AVCI), on mesure les pertes ou les gains de productivité. Cette mesure (parfois fondée sur la moyenne du PNB) est assez grossière. Il faut prendre en compte non seulement la productivité des personnes du secteur formel mais aussi celles du secteur informel (les tâches ménagères, par exemple). Il faut aussi inclure le coût de l'aide apportée à un aveugle (estimé à 10 % du temps d'un adulte). Au niveau mondial, la perte totale de productivité liée au trachome a pu être estimée à 5,3 milliards de dollars en 1995.

Un retentissement social mal quantifiable

Les conséquences sociales du trachome apparaissent de manière plus parlante quand au lieu de s'exprimer en AVCI ou en dollars, on énonce tout simplement le nombre de personnes concernées par le problème. Au Mali, la prévalence du trichiasis est estimée à 2,5 % des femmes de plus de 15 ans et si l'on considère que la moitié de ces femmes se retrouveront aveugles pendant les dix dernières années de leur vie, le poids du trachome sur la communauté villageoise devient beaucoup plus parlant : dans les villages à forte prévalence, une famille sur dix serait confrontée au problème !

L'analyse économique doit porter aussi sur la répartition du poids du trachome en fonction du revenu de la population. Au niveau individuel, le trachome touche plutôt ceux qui sont les moins favorisés. Au niveau macroéconomique, le trachome pèse de manière disproportionnée sur les pays les plus pauvres, et en particulier sur ceux où la valeur ajoutée d'un travailleur agricole est la plus faible.

La recherche sur l'économie du trachome s'est développée durant ces dernières années. Les premiers modèles portaient sur les coûts et les effets à court terme. Des modèles plus élaborés portent sur le plus long terme en prenant en compte les interactions entre les facteurs.

L'impact économique et le coût des interventions

L'impact économique des interventions dans la lutte contre le trachome ne peut être mesuré aussi simplement que dans la lutte contre l'onchocercose dont le bénéfice essentiel, la récupération de terres cultivables, est facilement quantifiable et aisé à faire comprendre aux populations. Dans le cas du trachome, la population sous-estime beaucoup le bénéfice possible de la lutte et ne perçoit pas le bénéfice que les malades peuvent retirer de l'opération du trichiasis, qui apporte pourtant un soulagement immédiat. L'une des explications provient du fait qu'il s'agit avant tout de prévenir une complication (et non pas de guérir une cécité comme dans le cas de la cataracte) et que ce problème concerne souvent des femmes âgées.

Le coût des interventions regroupées dans le programme CHANCE varie suivant les choix de stratégie. La distribution de masse d'antibiotiques (même si son bon rapport coût/efficacité est reconnu dans les zones de forte prévalence) nécessite des budgets importants si on l'étend à l'échelle du pays ou à des régions entières. Les stratégies plus ciblées qui nécessitent un diagnostic individuel, mobilisent aussi des moyens financiers et humains importants. Les équipes mobiles entraînent des dépenses non négligeables en transports. Le coût de formation du personnel doit être pris en compte dans toutes les stratégies.

Les effets externes (positifs comme négatifs) de ces différentes stratégies ne sont pas toujours entièrement comptabilisés. Ils diffèrent selon qu'il s'agit de programmes « verticaux », fonctionnant avec un personnel consacré exclusivement au programme trachome, ou « horizontaux », s'appuyant sur les services de santé existants, ou d'une combinaison des deux.

- Lorsque les programmes utilisent les ressources des services de santé existants, ils peuvent les renforcer en offrant au personnel des formations complémentaires et/ou des bénéfices secondaires (vacations, moyens de locomotion, etc.), en les incitant à renforcer leurs contacts avec leurs communautés, en augmentant leur prestige et leur satisfaction au travail. D'un autre côté, le temps consacré à la lutte contre le trachome d'une partie du personnel en poste peut lui faire négliger les tâches de routine.

■ Dans le cas de programmes verticaux, la comparaison entre les distributions d'antibiotiques par des volontaires et les centres de santé villageois qui souvent manquent des médicaments essentiels risque d'affaiblir encore l'image de marque de ces centres dans le public.

Côté positif, certaines composantes de la stratégie CHANCE, bien que difficiles à évaluer avec précision, ont un impact potentiellement considérable sur l'économie locale, comme l'amélioration de l'accès à l'eau et de l'assainissement.

La lutte contre le trachome fournit une occasion remarquable d'associer intimement les professionnels de santé à des actions de développement (forages, constructions de puits, amélioration de l'éducation) et d'alerter d'autres catégories de la population (instituteurs, ingénieurs) sur l'importance de leur travail pour la santé publique, bref d'aborder un problème de santé sous un angle à la fois économique et social.

Conclusions et recommandations

L'étude économique de la lutte contre le trachome est particulièrement importante en raison de la forte compétition avec les autres maladies infectieuses. Il est donc nécessaire de développer des modèles évaluant les effets à long terme de la stratégie CHANCE. Cela pose un problème d'actualisation des bénéfices futurs. Pour faciliter ces évaluations, il paraît nécessaire d'inclure des indicateurs économiques dans le suivi même des programmes.

La réduction du trachome peut elle être utilisée comme un indicateur de développement dans les zones d'endémie ?

Pour mesurer le développement, les économistes disposent d'indicateurs peu sensibles et d'interprétation délicate. La croissance des revenus des habitants, par exemple, ne suffit pas pour mesurer le niveau de développement, et ces données sont difficiles à obtenir dans les pays pauvres. Les indicateurs de richesses se fondent sur la possession de certains biens jugés cruciaux, qui diffèrent selon les pays et les cultures. Il est difficile d'élaborer un indicateur synthétique.

Le lien entre trachome et pauvreté est reconnu depuis longtemps, et il n'est donc pas étonnant que la diminution de prévalence du trachome ait pu être proposée comme un indicateur commode et objectif du développement ; c'est une réalité souvent difficile à mesurer, d'autant qu'il apparaît relativement rapide et peu coûteux d'étudier la prévalence du trachome dans une population, éventuellement à l'occasion d'une enquête poursuivant d'autres objectifs. Encore faut-il préciser la spécificité et la sensibilité d'un tel indicateur.

La prévalence du trachome reflète différentes caractéristiques (accès à l'eau, habitat, éducation, hygiène...) essentielles au développement humain. Une prévalence élevée révèle immanquablement les conditions de vie particulièrement difficiles d'une communauté. De ce point de vue, la prévalence du trachome apparaît comme un indicateur très spécifique du développement humain.

Le trachome est en outre un indicateur sensible en ce qu'il permet de mesurer rapidement les progrès du développement si la prévalence du trachome diminue. L'impact de l'amélioration des conditions de vie sur la maladie peut en effet être relativement rapide. C'est en tout cas un indicateur beaucoup plus « élastique » que les taux de mortalité ou de morbidité, qui ne répercutent que très progressivement les améliorations des conditions sanitaires et des services de santé. Mais si le trachome indique l'existence de mauvaises conditions de vie, à l'inverse, la dégradation des conditions de vie, dans un contexte urbain par exemple, ne se traduira pas forcément par une réapparition du trachome.

De toutes façons, les enquêtes de prévalence du trachome ne peuvent se substituer à des investigations approfondies sur les conditions de vie des populations. La prévalence du trachome n'est qu'un indicateur parmi d'autres dont la convergence seule permet d'identifier avec précision les problèmes de développement.

On pourrait même inverser la question et proposer d'utiliser les indicateurs habituels de développement dans la lutte contre le trachome. Il est parfois plus facile de qualifier les ressources locales en eau que de retourner les paupières d'un certain nombre d'enfants. Les enquêtes sur la pauvreté donnent en fait des informations précieuses sur les risques de trachome. Plutôt qu'un véritable indicateur, le trachome doit donc bien être considéré comme il l'a été pendant deux siècles, comme un révélateur de la pauvreté.

Conclusions et recommandations

En conclusion, la prévalence du trachome actif est un indicateur assez sensible et spécifique de la pauvreté qui traduit synthétiquement des conditions de vie difficiles ; il n'est cependant pas un indicateur très fiable du développement. La pauvreté est à l'inverse un bon indicateur, surtout en milieu rural, pour suspecter des poches de trachome.

Où agir ?

Comment identifier les sujets ou communautés à risque de trachome et ses complications cécitantes ?

Pouvoir identifier facilement les sujets ou les communautés à risque de trachome, chez lesquels les complications cécitantes sont le plus à redouter, faciliterait la tâche des décideurs et des gestionnaires de programmes.

Cette identification repose actuellement sur des enquêtes épidémiologiques au cours desquelles un échantillon de la population est examiné cliniquement par un ophtalmologiste ou un infirmier spécialisé en ophtalmologie. Le problème majeur n'est pas tant le coût des enquêtes que le déficit en personnel spécialisé disponible pour cette activité.

En ce qui concerne l'Afrique de l'Ouest, nous possédons une connaissance appréciable de la prévalence en population générale, de pays comme le Mali, le Sénégal, la Gambie, le Ghana, la Mauritanie, le Niger ou le Burkina Faso. Dans d'autres pays, il est difficile de déterminer avec précision la prévalence globale, car la plupart des études n'ont été réalisées qu'à l'échelle locale et dans des zones connues comme à haut risque, non représentatives. L'extrapolation à un pays entier à partir d'enquêtes ponctuelles est périlleuse.

Les travaux effectués ces dernières années, principalement en Afrique de l'Ouest[7] et de l'Est[8], permettent de dresser un inventaire des facteurs de risque du trachome. Leur connaissance *a priori* permet-elle d'identifier les villages ou les communautés à traiter et de faire l'économie d'enquêtes longues et coûteuses ?

L'OMS a développé une méthode d'appréciation rapide du trachome pour aider les autorités sanitaires des pays à identifier les régions et districts

[7] Gambie, Mali, Burkina Faso, Niger, Sénégal.

[8] Tanzanie, Kenya, Malawi.

les plus touchés et à décider où intervenir en priorité. Cette technique ne saurait remplacer de vraies enquêtes en population générale pour estimer la prévalence réelle. Néanmoins, il est possible qu'un certain nombre de déterminants du risque de trachome servent d'éléments de repère aux programmes de lutte.

Les enfants, réservoir principal de l'infection

En zone hyperendémique, le trachome se manifeste dès la première année et la prévalence augmente très rapidement pour atteindre un maximum à l'âge de 2-3 ans si le niveau d'endémie est élevé. Au Mali, par exemple, dans l'enquête nationale de 1996-1997, le pic est observé à l'âge de 3 ans, où la moitié des enfants présentent un trachome actif. La prévalence diminue ensuite avec l'âge et l'infection laisse place à des lésions cicatricielles observables, de plus en plus fréquentes au fil du temps.

La contamination s'opère le plus souvent au sein de la famille. Les enfants de fratries trachomateuses sont plus à risque de développer un trachome grave persistant qui entraîne des cicatrices importantes. Mais certains enfants développent des réactions inflammatoires plus que les autres et peuvent même parfois être atteints de trichiasis.

Dans les zones où le trachome inflammatoire a en grande partie disparu, le trachome se retrouve essentiellement chez les adultes sous forme cicatricielle. Le trichiasis et les opacités cornéennes reflètent alors les épisodes infectieux de l'enfance dans des populations où le trachome sévissait il y a quelques années. Alors que les complications cécitantes peuvent continuer à être préoccupantes, le déclin de la maladie infantile laisse prévoir que la cécité trachomateuse diminuera elle aussi dans le futur.

Alors que dans l'enfance filles et garçons sont également infectés, à l'âge adulte les femmes sont plus souvent atteintes que les hommes. Dans tous les pays, les séquelles tardives du trachome comme l'entropion-trichiasis et les opacités cornéennes sont également plus fréquentes chez les femmes que chez les hommes. L'atteinte plus fréquente des femmes adultes s'explique par leurs contacts pluriquotidiens avec les enfants infectés. Chez les adultes se pose donc la question de ne traiter que les femmes, en postulant que les hommes jouent un rôle mineur dans la transmission de l'affection.

Des réactions immunitaires différentes selon l'hôte peuvent-elles permettre de prévoir les cas graves ?

L'intensité des signes cliniques du trachome inflammatoire ne reflète pas seulement la virulence ou la charge bactérienne. Elle dépend aussi de la réponse immune de l'hôte à *C. trachomatis*, qui a fait l'objet de nombreux travaux.

L'organisme est loin de rester passif face à l'infection bactérienne. Il organise une réponse immunitaire qui aboutit le plus souvent à la guérison. L'existence d'infections oculaires répétées avec la même souche de *Chlamydia* suggère cependant que cette réponse immune peut ne pas débarrasser le porteur de l'infection.

Par ailleurs, la réponse immunitaire est loin d'être toujours bénéfique. Elle comporte des manifestations inflammatoires qui peuvent dépasser leur but et persister après la disparition de la bactérie. Ces réactions peuvent être responsables des manifestations tardives sévères du trachome.

La réaction immunitaire varie probablement selon les individus au sein d'une famille ou d'un groupe. Il n'existe pas de preuve qu'un groupe ethnique soit plus particulièrement sensible au trachome ou à ses séquelles, bien que certaines observations aient pu le suggérer.

Dans les zones d'hyperendémie, certains sous-groupes d'enfants répondent à l'infection par des réactions inflammatoires parfois intenses. Il s'agit le plus souvent d'enfants de fratries trachomateuses. S'agit-il de réactions immunitaires exacerbées d'origine génétique ou de réinfections communautaires dues à la grande promiscuité ?

Actuellement, aucun test disponible ne permet de prévoir l'intensité de la réponse immunitaire à l'infection trachomateuse et de pronostiquer la gravité des réactions inflammatoires importantes qui peuvent conduire à la cécité.

La saleté du visage, fortement associée au trachome actif

Les sécrétions oculaires et nasales des jeunes enfants sont des sources d'infection. Les enfants au visage sale ont plus de risque d'avoir un trachome : au Mali, au Sénégal et surtout au Burkina Faso, le risque de trachome actif est pour eux deux fois plus élevé et celui du trachome intense trois fois plus.

Une étude d'intervention communautaire randomisée, conduite en Tanzanie, a démontré qu'après antibiothérapie de masse, le nettoyage du visage des enfants diminuait la fréquence du trachome grave. Les études pratiquées au Mali et dans d'autres pays de la sous-région montrent également que la fréquence du trachome diminue avec la pratique du nettoyage du visage et de façon encore plus nette avec celle d'un bain quotidien.

Les pratiques d'hygiène et la propreté du visage des enfants dépendent étroitement de la disponibilité en eau. Schématiquement, plus la distance à l'eau croît, moins les pratiques d'hygiène sont fréquentes.

Le lieu de résidence et l'habitat

Les villages les plus isolés apparaissent les plus susceptibles de présenter des prévalences élevées de trachome. L'absence d'équipements scolaires et sanitaires, un habitat surpeuplé, un dispositif de couchage partagé par de nombreux enfants, sont des marqueurs de risque.

L'environnement

C. trachomatis peut être transmise passivement par certaines espèces de mouches, en particulier *Musca sorbens* et *Musca domestica*. Il y a une relation très étroite entre la présence de mouches sur le visage des enfants et celle du trachome. *Musca sorbens* pond préférentiellement sur les excréments humains déposés sur le sol. La présence de latrines fonctionnelles près de la maison est associée avec des prévalences plus faibles du trachome dans plusieurs pays.

Les études sont discordantes en ce qui concerne le risque entraîné par la présence du bétail. *Musca domestica* est attirée par les excréments du bétail, mais pas *Musca sorbens*. Il n'y a, semble-t-il, pas plus de trachome chez les éleveurs. Une explication avancée est que les possesseurs de bétail jouissent d'un meilleur niveau de vie et, de ce fait, peuvent mieux prendre soin de leurs enfants.

Une mauvaise gestion des ordures ménagères favorise la pullulation des mouches, mais peu d'études ont précisé la liaison avec le trachome.

Les conditions socio-économiques

La prévalence du trachome est inversement liée au niveau socio-économique des familles. Au Mali, une relation linéaire inverse a été démontrée entre le niveau de richesse et la prévalence du trachome (fig. 1).

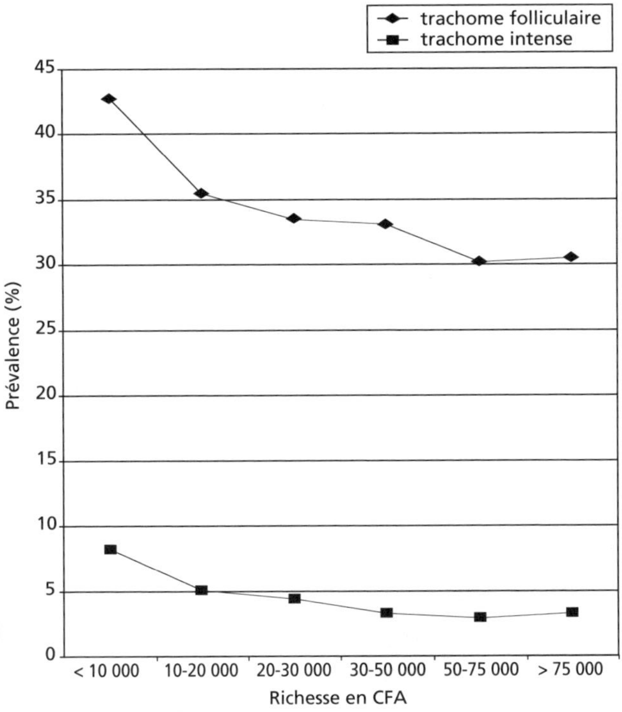

Figure 1

Prévalence du trachome en fonction de la richesse individuelle (Mali, 1997)

Un faible taux de scolarisation chez les parents et en particulier, les mères est également un marqueur de risque de la maladie.

La situation géographique

Les enquêtes pratiquées au Mali, au Sénégal et en Mauritanie montrent que, si le trachome de l'enfant est plus fréquent dans les zones sèches et arides du Nord, il n'en est pas de même des lésions cicatricielles de l'adulte. Le trichiasis, en particulier, apparaît plus fréquent et plus grave dans les régions plus humides du Sud (fig. 2). Différentes hypothèses méritent d'être explorées pour expliquer ce paradoxe.

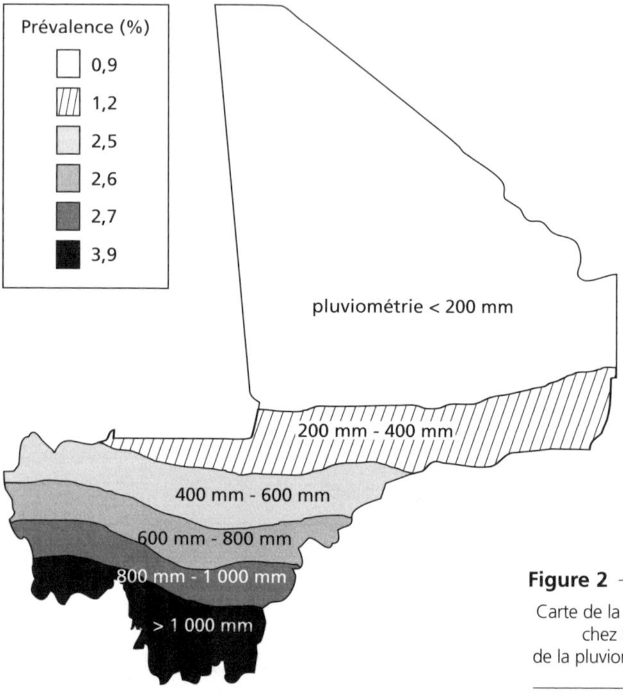

Figure 2

Carte de la prévalence du trichiasis chez les femmes en fonction de la pluviométrie au Mali en 1997

Quel est le risque de cécité pour une personne atteinte de trichiasis ?

Tous les individus atteints de trachome peuvent perdre la vue en raison de la kératite bactérienne qui entraîne une opacité sur la cornée. Pourtant, la cause la plus fréquente de cécité reste l'ulcère provoqué par le frottement des cils qui blessent une cornée déjà fragilisée par une sécheresse de l'œil (due à l'altération des cellules sécrétantes des glandes lacrymales). Ces ulcères sont surinfectés par des bactéries ou des champignons et laissent une cicatrice sur la cornée, qui conduit à une baisse de l'acuité visuelle si l'opacité cornéenne est centrale.

Le trichiasis multiplie par huit le risque de cécité due au trachome. Une fois le trichiasis apparu, un tiers des femmes en dessous de 35 ans, et plus de 40 % des femmes plus âgées développeront des opacités cornéennes dans un délai de dix ans et deviendront aveugles.

Quelle est l'influence de la prévalence du trachome sur l'évolution des trichiasis ?

Une étude comparative entre la Gambie, pays où la prévalence du trachome est faible, et la Tanzanie, pays hyperendémique, suggère que le risque de trichiasis chez les porteurs de cicatrices conjonctivales diminue lorsque la prévalence du trachome actif décroît. Le trachome cicatriciel évolue moins rapidement en Gambie qu'en Tanzanie. L'exemple de la Gambie tendrait ainsi à démontrer l'existence d'un « cercle vertueux » : moins il y a de trachome, moins il est grave et cécitant.

Personne ne peut prédire avec une absolue certitude l'évolution du trachome cicatriciel en l'absence de réinfection. Il est possible que le processus inflammatoire se poursuive. Certains auteurs ont émis l'hypothèse qu'un collyre antiseptique local, appliqué quotidiennement, pourrait réduire le risque d'ulcère cornéen d'origine bactérienne ou fongique.

Conclusions et recommandations

Le trachome est plus fréquent dans les régions rurales, peu développées économiquement, où manquent l'approvisionnement en eau et les services sanitaires de base. Mais dans les zones hyperendémiques, la répartition du trachome reste inégale, avec des poches trachomateuses coexistant en mosaïque avec des zones saines, de façon difficile à expliquer.

Certaines situations sociales et sanitaires sont incontestablement propices au trachome. Les marqueurs de risque de trachome sont multiples, mais leur connaissance n'est pas suffisante pour identifier avec certitude les communautés où sévit le trachome et cibler l'action avec précision. On ne peut donc éviter d'examiner cliniquement un échantillon des enfants dans les zones où l'on suspecte la maladie.

Il est néanmoins essentiel de repérer, lors de la préparation et de la mise en œuvre des programmes d'intervention et de lutte contre le trachome, les facteurs de risque qui peuvent être contrôlés par des mesures collectives ou individuelles lors du déploiement des composantes de la stratégie CHANCE.

Moyens d'action

Les moyens médico-chirurgicaux

L'entropion se définit par la déformation de la paupière dont la convexité antérieure s'exagère, de telle sorte qu'elle s'incurve et finit par s'enrouler en dedans. Le trichiasis peut être décrit comme une pousse anarchique des cils qui viennent frotter l'œil. Pour l'OMS, le diagnostic peut être assuré dès qu'un cil frotte le globe oculaire, ou lorsqu'il existe des signes d'épilation récente de cils déviés. Lorsqu'un à deux cils déviés frottent sur la conjonctive mais pas sur la cornée, on parle de trichiasis « mineur », tous les autres cas étant considérés comme « majeurs ».

Le trichiasis, l'entropion et les opacités cornéennes représentent des séquelles du trachome contracté pendant l'enfance. Dans certaines régions, des cicatrices sévères sur la conjonctive tarsienne peuvent apparaître dès l'enfance mais leur prévalence est en général faible à ce stade de la vie et augmente avec l'âge. Infections répétées dans l'enfance et surinfections seraient responsables de la survenue de ces complications chez l'adulte. Les opacités quand elles siègent au centre de la cornée sont directement responsables de la cécité trachomateuse.

Quand et comment opérer le trichiasis ?

Au Mali, l'enquête nationale de 1996-1997 a montré une prévalence de l'entropion trichiasis de 2,5 % chez les femmes de plus de 14 ans. Cette prévalence dépasse de beaucoup le seuil de 1 %, qui témoigne selon l'OMS d'un problème de santé publique majeur.

Si l'on considère que les femmes sont deux fois plus fréquemment atteintes que les hommes, environ 85 000 personnes seraient en attente d'une intervention immédiate. Le nombre des interventions chirurgicales pour trichiasis est actuellement insuffisant pour faire régresser de façon importante les cécités dues au trachome. Seuls 2 200 cas ont été opérés au Mali en 2001. Si l'offre de soins est insuffisante dans le pays, ce facteur ne suffit pas à expliquer le faible nombre d'interventions, puisque la plupart des infirmiers généralistes ou infirmiers spécialisés en ophtalmologie, chargés de ces opérations, n'opèrent pas plus de 50 cas par an.

De nombreux malades refusent de se faire opérer. Plusieurs hypothèses ont été avancées : l'ignorance d'un traitement possible, la faiblesse du revenu, l'éloignement des centres de soins, le faible nombre du personnel qualifié, la médiocre qualité de l'offre de soins, les interprétations populaires de la maladie et l'usage d'autres recours (guérisseurs, pharmacies par terre, etc.). De nombreuses barrières à la chirurgie du trichiasis existent donc. Lors d'une étude en Tanzanie où la chirurgie était gratuite, seule une femme sur cinq a consenti à l'opération, les autres arguant que personne ne pouvait les accompagner, que le voyage était trop cher, ou qu'elles devaient s'occuper des enfants. La peur, la crainte de la douleur, le manque d'argent, mais aussi le manque d'information ou au contraire le spectacle de récidives après chirurgie représentent donc les principaux obstacles.

Comment opérer ?

L'épilation est très fréquemment pratiquée par le patient lui-même ou par un membre de sa famille. Or les cils qui repoussent ou qui ont été brisés sont encore plus agressifs pour la cornée. Le résultat étant éphémère, l'épilation ne peut être qu'une solution palliative visant à soulager momentanément le patient, en attendant que les conditions soient réunies pour une chirurgie de proximité.

La destruction des follicules pileux des paupières peut aussi être réalisée par d'autres moyens comme la cryothérapie, l'électrolyse ou le laser. Ces méthodes non chirurgicales doivent être renouvelées pour être efficaces. De plus, elles ne sont pas aisément disponibles dans les pays d'endémie.

La chirurgie du trichiasis apparaît donc comme la seule stratégie disponible pour véritablement prévenir la déficience visuelle et la cécité dues au trichiasis trachomateux. L'indication chirurgicale doit être portée dès que l'on dépiste le trichiasis, c'est-à-dire dès que l'on constate qu'au moins un cil frotte l'œil.

De nombreux procédés sont utilisés pour opérer le trichiasis, ce qui signifie qu'il n'y en a pas de parfait. Les deux techniques actuellement les plus employées sont la méthode de Trabut et la rotation bi-lamellaire du tarse.

Dans la plupart des pays francophones d'Afrique au sud du Sahara, la méthode de Trabut utilisée depuis plus de cinquante ans reste le plus souvent pratiquée. Deux études réalisées au Sénégal font état de bons résultats : à Dakar, le suivi pendant deux ans de 200 opérés faisait état de 82 % de résultats satisfaisants, une autre étude rétrospective réalisée avec un recul de 12 ans sur une série de 115 cas à Kolda au Sénégal rapportait 74 % de succès.

L'autre technique, la rotation bi-lamellaire du tarse, est utilisée dans les pays d'expression anglaise ainsi qu'au Maroc. Le principe est identique à la précédente intervention puisqu'il s'agit toujours d'inciser horizontalement le tarse et d'éverser la partie distale afin d'éloigner les cils de la cornée. Cette dernière technique avait été recommandée par l'OMS, à la suite d'une étude randomisée pratiquée dans le sultanat d'Oman, qui faisait état d'un taux de succès avoisinant 80 % après un an. Plusieurs études non randomisées ont montré des résultats analogues en Tanzanie ou au Maroc. En revanche, des résultats moins performants ont été rapportés dans une autre étude à Oman avec 62 % de récidives à 3 ans.

Quelle efficacité et quel taux de récidive ?

L'intervention chirurgicale corrige environ 80 % des trichiasis dans un délai d'un an. Malheureusement, ce pourcentage chute par la suite. Deux à cinq ans plus tard, la fréquence de récidives oscille, selon les techniques, entre 5 et 50 %, même quand la chirurgie est réalisée dans des conditions optimales. On ne retrouve pas de différence significative, que la chirurgie soit faite par des ophtalmologistes patentés, de simples assistants ou des infirmier(e)s spécialisé(e)s, dès lors que les opérateurs sont bien formés et ont une expérience suffisante. Néanmoins, il semblerait que les ophtalmologistes opèrent plus souvent des patients de gravité supérieure.

Quelle que soit la technique, le trichiasis semble récidiver plus fréquemment chez les femmes. Les récidives sont également plus nombreuses dans les régions où la prévalence du trachome est élevée et où sévissent des conjonctivites infectieuses. Certains auteurs ont donc proposé d'associer à la chirurgie du trichiasis une antibiothérapie par azithromycine, espérant minimiser ainsi la fréquence des récidives. Aucune étude n'a permis de confirmer l'intérêt de cette pratique.

L'effet de la chirurgie sur l'acuité visuelle n'est pas parfaitement quantifié. L'acte chirurgical peut améliorer l'acuité visuelle en diminuant la photophobie et l'œdème de la cornée, il ne fait pas régresser les lésions constituées et ne stoppe pas toujours définitivement la progression des opacités cornéennes lorsque celles ci sont très avancées.

Qui opère ?

Les ophtalmologistes sont trop peu nombreux pour prendre en charge tous les trichiasis. Ils peuvent déléguer un acte relativement simple et bien codifié à des infirmiers spécialisés en ophtalmologie ou à des infirmiers ou des médecins généralistes formés (« opérateurs de trichiasis »), encadrés et supervisés.

Plusieurs études ont montré que les infirmiers spécialistes en ophtalmologie ont de meilleurs résultats postopératoires que les ophtalmologistes, qui souvent ne prennent en charge que les cas les plus graves et/ou les récidives. La formation chirurgicale doit cependant être suffisamment longue. L'opérateur doit être formé par un chirurgien ophtalmologiste ou un infirmier spécialisé en ophtalmologie et expérimenté. La durée de la formation est, par exemple, de six mois en Tanzanie et d'un mois au Mali où les opérateurs doivent avoir pratiqué au moins dix interventions de Trabut pour être déclarés compétents.

Un suivi à long terme des malades permet d'apprécier la qualité de la chirurgie et de dépister les récidives de trichiasis. Des séances de recyclage ainsi qu'une accréditation des opérateurs pourraient être organisées de façon régulière pour garantir la qualité des interventions.

Quand opérer et avec quelle stratégie ?

Il est évidemment important de dépister les porteurs d'entropion-trichiasis avant que la cornée ne présente des opacités centrales responsables de la baisse de l'acuité visuelle, voire de la cécité.

L'expérience apprend que la meilleure stratégie est un dépistage le plus précoce possible associé à l'offre d'une prise en charge chirurgicale à proximité du lieu de résidence des malades. Les personnes dépistées devraient être opérées gratuitement ou à un coût compatible avec leurs ressources.

Conclusions et recommandations

Dans les zones d'endémie, le dépistage et la prise en charge du trichiasis peuvent être inscrits dans le « paquet minimum d'activités » des structures de santé du district, ce qui suppose que chaque district sanitaire dispose au moins d'un infirmier spécialisé en ophtalmologie ou d'un opérateur de trichiasis.

Les opérateurs devraient disposer toujours de deux boîtes d'instruments.

Deux stratégies sont alors envisageables qui loin d'être opposées sont plutôt complémentaires :

- opérer à l'hôpital de district les patients dépistés et référés depuis certains centres de santé ;
- opérer au niveau des centres de santé ou dans les villages avec une équipe qui se déplace depuis le district (cette approche est appelée au Mali « chirurgie avancée »).

Les patients doivent être enregistrés par chaque opérateur et suivis avec une certaine fréquence. Il ne suffit pas d'opérer, il faut aussi et surtout évaluer la qualité de l'intervention, suivre les personnes opérées et mesurer l'acuité visuelle avant et après opération, faute de quoi il serait impossible de déterminer l'impact réel de l'intervention sur la fonction oculaire.

Comment évaluer le nombre de cécités évitées par les opérations de trichiasis ?

Pour répondre à cette question, il est nécessaire de construire un modèle mathématique, qui intègre les réponses aux questions suivantes : quels sont le risque de cécité chez les sujets atteints de trichiasis, le risque de récidive et l'influence de la prévalence du trachome sur l'évolution spontanée du trichiasis ? Il faut aussi intégrer dans l'équation les éléments suivants :

- le taux de décès des malades atteints de trichiasis ;
- l'incidence annuelle du trichiasis (nombre des nouveaux cas de trichiasis survenant chaque année) qui dépend de la prévalence de *C. trachomatis* dans la communauté ;
- le pourcentage d'acceptation et de réalisation de la chirurgie.

Quelques réponses sont obtenues par les études longitudinales de Gambie et Tanzanie ; une fois que le trichiasis est présent, on estime qu'environ 1/3 des femmes de 35 ans et plus de 40 % des femmes âgées de plus de 45 ans vont développer des opacités de la cornée dans un délai de 10 ans. De même, on a pu montrer que l'évolution des cicatrices vers le trichiasis était moins rapide en zone de faible prévalence du trachome actif comme en Gambie qu'en zone de haute prévalence comme la Tanzanie. On ne connaît pas l'évolution naturelle des cicatrices cornéennes en l'absence de réinfection.

L'ANTIBIOTHÉRAPIE

L'antibiothérapie représente le deuxième volet des interventions médico-chirurgicales.

L'azithromycine appartient à la famille des macrolides. Elle a révolutionné le traitement du trachome, ces dernières années, en raison de son efficacité et de la facilité de sa prise par voie orale, une ou deux fois par an. Sa molécule comporte en effet des modifications qui expliquent sa bonne diffusion dans l'organisme et sa pénétration dans les cellules où se trouve *C. trachomatis*. Elle tend aujourd'hui à remplacer l'ancien traitement standard, une pommade oculaire à la tétracycline à 1 %, dont l'application prolongée était fastidieuse et mal acceptée, en particulier chez l'enfant.

En raison de sa facilité d'administration, l'azithromycine se prête particulièrement bien à des campagnes de traitement de masse ou ciblées sur des groupes à risque. Le recul de quelques années dont on dispose permet d'en apprécier les effets positifs et négatifs.

Les effets positifs et négatifs d'une antibiothérapie de masse sur les autres pathologies et sur l'état de santé des populations concernées

L'azithromycine est un antibiotique à large spectre. Il est actif sur les sérotypes A, B, Ba et C *de Chlamydia trachomatis* responsable du trachome, mais aussi sur les autres sérotypes de *Chlamydia* responsables d'affections génitales et de conjonctivites néonatales, et sur de nombreuses autres bactéries.

Les effets de la distribution en masse d'azithromycine sur les autres pathologies

La prévalence de pneumocoques et d'*haemophilus influenzae* au niveau des voies respiratoires supérieures et de la conjonctive diminue durant les premiers mois suivant la campagne. Cet effet disparaît au bout de six mois. Les diarrhées et les infections respiratoires diminuent chez les enfants deux semaines après.

L'antibiothérapie de masse peut aussi traiter dans la population des infections urogénitales, en particulier celles dues à des *Chlamydia*, ainsi que certaines maladies de peau (impétigos) d'origine bactérienne.

L'azithromycine a aussi des effets sur les *Plasmodium*, agents du paludisme. Néanmoins, son usage seul n'est pas recommandé mais l'étude en association (en particulier avec l'artémisinine, la chloroquine, la quinine) montre des résultats encourageants. Cependant, il n'existe pas encore de recommandation officielle en ce sens dans les programme de lutte contre le paludisme, ce qui évidemment modifierait notablement l'impact de programmes contre le trachome.

Pas d'effets secondaires graves reconnus au cours des campagnes de masse

L'expérience avec certains produits par le passé implique la prudence. Plusieurs campagnes de masse ont dû être arrêtées, en raison d'effets indésirables dans la population. Par exemple, dans les années 1950, la distribution de sulfamides par voie orale pour combattre le trachome, en Afrique du Nord et aux États-Unis, a été abandonnée, en raison de la survenue de réactions allergiques cutanées rares mais très graves aux sulfamides.

L'azithromycine entraîne relativement peu d'effets secondaires et elle est apparemment exempte d'effets indésirables graves. Les incidents les plus fréquents sont bénins : douleurs abdominales, nausées, vomissements, diarrhée. Il faut noter cependant que les campagnes de masse ne permettent pas aisément la détection d'incidents isolés : par exemple, il est difficile en zone tropicale d'étiqueter avec précision les fréquents épisodes diarrhéiques.

Pas d'effet tératogène connu chez les femmes enceintes ni d'effet pathogène chez les enfants de moins d'un an

Aucune preuve n'existe à ce jour d'effet tératogène de l'azithromycine. La Food and Drug Administration a classé l'azithromycine en classe B, ce qui permet de l'utiliser chez la femme enceinte dans le cadre d'un traitement sous contrôle médical. Néanmoins, la question se pose de savoir si cette dernière disposition s'applique réellement en traitement de masse. Même si certains programmes distribuent l'antibiotique aux femmes enceintes et aux enfants âgés de plus de six mois, la recommandation actuelle de l'OMS est encore la pommade tétracycline à 1 % dans le traitement des femmes enceintes et des enfants de moins d'un an.

Résistances chez les* Chlamydia *ou d'autres germes

La brièveté du traitement (prise unique) ne semble pas de nature à modifier de façon durable et dangereuse la composition de la flore bactérienne du nez, de la gorge, et de la conjonctive oculaire.

La diffusion à grande échelle d'un antibiotique fait en général redouter l'apparition de mutants résistants dans les populations bactériennes. Actuellement, seules des résistances temporaires chez des souches de streptocoques et d'*haemophilus* ont été publiées, et aucune n'a été démontrée avec *C. trachomatis*.

Néanmoins, l'utilisation de l'azithromycine lors de campagnes antitrachomateuses serait capable d'induire la résistance chez des souches de *S. pneumoniae*, et comme les campagnes vont se prolonger plusieurs années, la vigilance s'impose. Une surveillance des souches bactériennes susceptibles de devenir résistantes devra être assurée. La définition de seuils de résistance pour les autres populations bactériennes doit être précisée. Pour les *Chlamydia*, la méthode de référence consiste à typer les gènes de résistance.

Conclusions et recommandations

Jusqu'à présent, la distribution d'azithromycine en campagne de masse n'a été suivie d'aucun effet secondaire sérieux. La vigilance s'impose cependant puisque la lutte contre le trachome concernera dans le futur, et ce pendant de nombreuses années, des populations réparties souvent sur des territoires très vastes où le tissu médical est très peu dense.

Les effets positifs sur d'autres pathologies, en particulier les MST, sont certains. Ils doivent rendre les responsables de la distribution très attentifs à des mésusages possibles du produit de même qu'à des modifications de sensibilité des MST aux antibiotiques à l'issue de ces campagnes.

Stratégies nationales à développer pour rendre l'azithromycine disponible et assurer la pérennité de sa distribution

L'utilisation de sulfamides par voie orale ou d'antibiotiques par voie locale dans la lutte contre le trachome n'est pas en soi une nouveauté. Elle s'est heurtée dans le passé à certaines difficultés, en particulier les réactions allergiques et les effets secondaires des sulfamides et des difficultés d'observance. L'azithromycine, en prise unique, est perçue par certains comme le médicament miracle dont l'utilisation aplanirait ces difficultés.

Pourtant, son utilisation en campagne de masse soulève plusieurs problèmes, notamment celui de son approvisionnement et de ses modalités de distribution.

Le trachome et les programmes de lutte contre d'autres endémies

La lutte contre le trachome est comparable aujourd'hui en Afrique occidentale aux luttes contre d'autres grandes endémies très répandues et aux conséquences graves comme l'onchocercose ou la bilharziose basées sur une distribution de masse d'un médicament, sans diagnostic préalable des sujets traités. Elle se distingue des prises en charge de maladies comme la tuberculose ou la lèpre qui d'une part, doivent être diagnostiquées avant traitement et de l'autre, impliquent de recourir à l'association de plusieurs médicaments pouvant avoir des effets secondaires graves, d'où la nécessité d'une surveillance médicale des patients. La situation est très différente dans le cas du trachome où il n'y a qu'un médicament sans effets secondaires graves connus et d'administration simple.

La distribution de masse suppose aussi la disponibilité d'un médicament dénué d'effets secondaires et d'effets fâcheux propres à sa voie d'administration. En effet, par exemple, lors des campagnes de masse contre la bilharziose en Égypte, l'administration de médicaments injectables dans les années 1960 à 1970 a entraîné une contamination massive de la population par le virus de l'hépatite C. Le médicament antibilharzien lui-même n'était pas en cause, mais le mode d'injection n'a pas respecté les règles de l'asepsie.

Comment éviter les ruptures de stocks et assurer une couverture suffisante et régulière ?

Ce problème classique pour toutes les centrales d'achat en Afrique doit être revu en fonction des données spécifiques du trachome, d'une part la donation par Pfizer de 135 millions de doses d'azithromycine, d'autre part les sources multiples d'approvisionnement en générique d'un médicament qui n'est plus sous brevet.

Au Mali, l'azithromycine est inscrite depuis 1998 dans la liste des médicaments essentiels, soit bien avant la « donation » Pfizer.

Les sources possibles d'approvisionnement

Le laboratoire Pfizer Inc. a acquis le brevet de l'azithromycine et commercialisé le produit sous le nom de Zithromax® en 1987. En 1997, les ventes de Zithromax® se sont élevées à 821 millions de dollars. En 1998, cet antibiotique occupait le 3e rang de la prescription des antibiotiques aux États-Unis.

La donation

Un pays « bénéficiaire » peut obtenir gratuitement l'azithromycine auprès de Pfizer par l'intermédiaire de la fondation International Trachoma Initiative (ITI). Initiée en 1999 dans deux pays, le Maroc et la Tanzanie, cette donation s'est étendue au Soudan, au Mali et au Ghana en 2000, au Niger et au Népal en 2002, puis à la Mauritanie et au Sénégal en 2003-2004. En novembre 2003, Pfizer annonçait un don de 135 millions de doses d'azithromycine pour les cinq ans à venir.

Cette donation est considérable. Elle était estimée en 2002 au Mali à 400 000 dollars. L'existence de cette donation influe indéniablement sur les choix stratégiques des gouvernements dans l'organisation de l'approvisionnement et dans la détermination de la cible traitée. Le terme de la donation n'est pas connu, il convient donc d'envisager les différents scénarios possibles d'approvisionnement.

L'achat hors donation

Un pays non bénéficiaire peut acheter la spécialité auprès de Pfizer par le circuit normal d'approvisionnement pharmaceutique. En pharmacie, le prix d'achat d'une capsule de 250 mg de Zithromax® varie, pour un patient, de 3,64 à 7,12 dollars selon les pays.

Aujourd'hui, l'azithromycine n'est plus sous brevet au Mali. Le brevet, délivré en 1989 pour dix ans, a en effet expiré en 1999 et n'a pas été prorogé. La molécule est désormais disponible en générique. Le prix de ces génériques, qu'ils soient fabriqués en Espagne, au Portugal, au Bengladesh ou en Inde, est très inférieur au prix de la spécialité dans le commerce : certains fabricants le proposent au cinquième du prix de la spécialité acquise en pharmacie.

Les dispositions du commerce international et les brevets

Dans le cadre de la réglementation du commerce international, la question de l'accès aux médicaments essentiels pour les pays en voie de développement a fait l'objet d'ententes difficiles, au sein de l'Organisation mondiale du commerce (OMC) : accords sur les Aspects des droits de la propriété intellectuelle liés au commerce (Adpic), accords revus à la conférence de Doha (Qatar) en 2000.

Le 30 août 2003, l'OMC a approuvé un texte concernant deux dispositifs qui facilitent l'accès aux médicaments des pays en développement : il s'agit du droit aux importations parallèles et de la licence obligatoire, utilisables par un pays uniquement en cas de véritable urgence nationale ou pour des raisons impératives de santé publique.

Le premier permet à un pays d'importer des médicaments à partir d'un autre pays différent de celui du détenteur du brevet, où ils sont vendus moins cher.

Le second permet à un pays d'autoriser une unité pharmaceutique à différents niveaux, nationaux ou sous-régionaux, à produire un médicament donné, avec ou sans autorisation du détenteur du brevet.

Ces dispositions, à ce jour rarement mises à contribution par les pays pauvres, peuvent être exploitées dans le cadre de la lutte contre le trachome.

L'achat *via* les ONG

Au Mali, des ONG internationales interviennent dans la lutte contre le trachome. Ce sont, outre International Trachoma Initiative (ITI), Sight Savers International, Helen Keller International (HKI), l'Organisation pour la prévention de la cécité (OPC), Swiss Red Cross, MSF Luxembourg, Global 2000/Carter Center, Lions Club International, Islamic Relief, World Vision, etc.

L'intervention croissante des ONG dans le domaine de la santé publique et du contrôle des maladies infectieuses hors situation d'urgence a introduit une nouvelle variable dans la lutte contre le trachome. D'une part, la durée et l'ampleur de leurs interventions dépendent en partie de décisions internes aux organisations. D'autre part, leurs interventions doivent s'intégrer aux programmes nationaux, pour éviter toute redondance ou tout gaspillage.

Certaines ONG comme en particulier Médecins sans frontières (MSF) ont fait mouvement vers un domaine jusque-là délaissé, l'accès aux médicaments essentiels. MSF a ainsi importé au Mali de l'azithromycine obtenue à un prix très abordable auprès d'un fabricant indien et le distribue actuellement dans un cercle de la région de Mopti.

Qui doit acheter l'azithromycine ?

Lorsque le produit doit être acheté, l'achat peut être réalisé selon plusieurs modalités qui présentent chacune des avantages et inconvénients spécifiques : soit au plan national par la Direction de la pharmacie du pays concerné, soit au plan régional par l'Acame, soit par le biais des ONG.

L'Acame (Association des centrales d'achat de médicaments essentiels), créée en 1996, regroupe pratiquement tous les pays francophones africains situés au sud du Sahara pour les achats groupés de médicaments essentiels ; elle a réalisé une première expérience non reconduite depuis et limitée à cinq médicaments dont l'amoxicilline et la chloroquine en 1998. Les ONG représentent aussi une source alternative avec l'avantage de multiplier les sources d'approvisionnement et d'éviter les ruptures de stock, et l'inconvénient de créer la confusion en laissant circuler deux formulations pour une seule maladie et d'imposer de multiples contrôles de qualité.

L'estimation des besoins

L'estimation des besoins peut se faire soit de manière ascendante, de la base de la pyramide sanitaire vers le niveau central, ce qui correspond à la planification décentralisée prônée officiellement, soit de manière centralisée. Actuellement, cette dernière manière est utilisée par le Programme national de lutte contre la cécité du Mali, sur la base du recensement et d'un pourcentage estimé de la population à traiter. Cette approche a les avantages de la centralisation, elle est rapide et évite de questionner tous les niveaux de la pyramide sanitaire. Elle reste cependant approximative, ne tient pas compte de la possibilité de stocks locaux qui soulèvent le problème de la conservation et favorisent les « fuites », et surtout n'est pas conforme à la loi de décentralisation.

La distribution du produit

Le choix de la stratégie de distribution de l'azithromycine dépend du taux de couverture visé, de la prévalence du trachome actif et des caractéristiques locales, notamment la densité et la mobilité de la population.

Deux modes de distribution des produits sont théoriquement possibles, « fixe » et « avancé ». Le choix entre les deux se fait en fonction du taux de couverture que l'on veut obtenir. Là aussi chacun présente ses avantages et inconvénients.

Distribution à partir de centres fixes

Cette option a l'inconvénient de ne pas atteindre toute la population. Elle suppose une bonne visibilité sociale de la maladie, un système de santé local opérationnel et un recrutement spontané des bénéficiaires. Dans le cas du Mali, ce choix n'est pour le moment pas pertinent, puisque le taux de couverture du pays en formations sanitaires de premier niveau n'est que de 53 %, ce qui ne traduit pas le niveau réel d'accessibilité des centres, qui est beaucoup plus faible comme dans les autres pays sahéliens.

Distribution « avancée »

L'équipe mobile du centre de santé se déplace vers les populations cibles, mobilisées à l'avance par les responsables de village, voire regroupées dans un endroit précis. Cette option a l'avantage de concerner le maximum de personnes et d'impliquer davantage les populations. Elle nécessite plus de moyens logistiques et de temps et entraîne en conséquence plus de dépenses.

La campagne de distribution devra avoir lieu pendant la saison sèche, avant les pluies, et devra être la plus courte possible, pour éviter les détournements du produit.

Les modes de distribution

Plusieurs modes de distribution peuvent être envisagés :

- distribution indiscriminée à tous les membres de la communauté, adultes et enfants (stratégie de masse),
- distribution à tous les enfants et aux femmes,
- distribution ciblée aux seuls foyers où vivent des enfants trachomateux.

Jusqu'en 2003, l'OMS recommandait de recourir à une diffusion de masse lorsque la prévalence du trachome folliculaire était supérieure à 20 % chez les enfants. Ce seuil a été abaissé à 10 % lors d'une réunion scientifique de l'Alliance en août 2003.

La notion que l'azithromycine soigne les MST (traitement « minute ») s'est répandue rapidement. Le traitement destiné aux femmes peut être monopolisé par les hommes. Pour être sûr d'atteindre le réservoir, pour des raisons plus socio-culturelles qu'épidémiologiques, il est peut-être préférable de privilégier la campagne de masse.

Lorsque la prévalence aura baissé en dessous de ce seuil de 10 %, il sera possible de procéder à une distribution sélective dans les seuls foyers où il y a au moins un enfant trachomateux. Cette dernière stratégie nécessite un examen clinique de tous les enfants.

Normes de la distribution

La distribution doit répondre à certaines exigences :

- que tous les patients répondant aux critères de sélection (sexe, âge, atteinte clinique…) aient bien été identifiés et enregistrés,
- que les malades prennent effectivement le médicament aux doses et aux dates prescrites.

La distribution s'opère avec prise du médicament sous contrôle visuel de l'agent. Les enfants peuvent recracher le produit, les femmes le dissimuler dans leurs mains.

Compte tenu des spécificités de la lutte contre le trachome, qui relève de la volonté de l'État et ne répond pas, pour le moment du moins, à une demande explicite de la part du plus grand nombre, la distribution de l'azithromycine ne saurait être que totalement gratuite pour les bénéficiaires.

Quelles stratégies de distribution ?

La distribution peut être assurée par des équipes locales chargées des soins de santé (stratégie horizontale), ou par des équipes venues spécialement dans ce but (stratégie verticale). Il peut s'agir soit d'un professionnel de santé déjà formé qui assume lui-même cette fonction, soit de membres de la communauté formés par le personnel de santé (distribution à base communautaire). Cette dernière modalité de distribution peut fonctionner soit sur une base de bénévolat comme pour l'ivermectine, soit avec une rétribution.

Distribution à base communautaire

Le programme de lutte contre le trachome repose sur une administration systématique du traitement à des populations entières ou ciblées sur des critères non médicaux (âge, sexe…). La distribution peut être conduite par du personnel non médical, formé et supervisé par du personnel de santé. Lorsque la prévalence du trachome diminuera et que l'on choisira une stratégie ciblée sur les seules familles présentant des cas résiduels de trachome, il sera alors nécessaire de faire un diagnostic clinique, et de changer de stratégie de distribution.

Au démarrage, une fois complétée la carte des zones endémiques d'intervention, la distribution repose sur une organisation à la fois centralisée et étagée, avec une cascade de délégation des responsabilités, comportant à chaque niveau une obligation de rendre des comptes à l'échelon supérieur. Ce schéma suppose la formation adéquate du personnel à tous les niveaux (district sanitaire, centre de santé, agents de santé issus de la communauté). Cette formation a trait à la fois à la prescription des médicaments, à la supervision des activités de distribution des médicaments, et à la rédaction des rapports d'activité. Lorsque la distribution sera ciblée et nécessitera un diagnostic clinique, il sera indispensable de former les infirmiers à ce geste.

Plusieurs expériences de ce type de distribution se sont déroulées en Afrique de l'Ouest avec l'ivermectine pour le traitement de l'onchocercose et l'albendazole pour la filariose lymphatique. La distribution à base communautaire des médicaments s'est effectuée à travers le système sanitaire existant avec un système de délégation des responsabilités de haut en bas, jusqu'aux distributeurs issus des communauté locales. Les responsables des programmes n'ont pas trouvé utile de mettre en place des circuits en dehors du système de santé existant.

Les infirmiers chefs de postes forment les agents de santé communautaires afin qu'ils soient à même d'informer les populations sur la maladie, de répertorier les cas éligibles au traitement, de distribuer le médicament en fonction de l'âge et de la taille en veillant à son ingestion, et de remplir des cahiers pour les rapports.

Le recrutement communautaire peut offrir de grands avantages. Par exemple, les agents féminins du village savent en général si une femme est enceinte. Leur bonne connaissance du milieu est un atout favorable par rapport au deuxième terme de l'alternative.

Distribution de masse verticale

Les stratégies de distribution de masse sont souvent retenues pour pallier les limites des services de santé qui n'atteignent qu'une part de la population. Les programmes de distribution verticaux ont l'avantage de stimuler les agents, de mobiliser des moyens supplémentaires et de déployer une efficacité visible et immédiate.

Il faut donc peser avec précision les avantages et les inconvénients de chaque stratégie. L'avis des experts penche plutôt en faveur d'une distribution à base communautaire intégrée dans le cadre du système de santé existant.

Comment assurer la pérennité de la distribution de l'azithromycine ?

L'élimination du trachome cécitant est projetée à l'horizon 2020. Il faut espérer qu'avant cette date la prévalence aura chuté à moins de 5 %, signifiant l'arrêt de la transmission, et que la réforme de l'hygiène et de l'assainissement stabilisera la situation après l'arrêt de l'antibiotique.

Comment assurer la disponibilité du médicament jusqu'à une baisse suffisante de la prévalence de l'infection ? Qu'il y ait donation ou pas, la coordination entre l'État, *via* le PNLC/T (Programme national de lutte contre la cécité/trachome), les donateurs, les ONG et les autres partenaires au développement, est indispensable à la conduite du programme. Le document de la 2e phase du Programme quinquennal de développement socio-sanitaire (Prodess, 2005-2010) est sur le point d'être achevé et une planification quinquennale de la lutte contre le trachome prévoit le nombre de doses d'azithromycine nécessaires jusqu'en 2009, avec ajustement annuel des doses distribuées en fonction de l'évolution des prévalences.

Quel est le coût du programme ?

À combien se chiffre le coût des besoins en la matière pour un pays de la sous-région comme le Mali, en prenant pour base une distribution annuelle ?

En utilisant un produit générique, et en faisant l'hypothèse maximaliste d'une couverture de l'ensemble du Mali, le coût annuel d'acquisition du produit est estimé à trois milliards F CFA. Cette somme est relativement importante par rapport au budget d'un pays en voie de développement. Elle ne semble pourtant pas hors de portée.

Il faut encore ajouter au coût du produit celui de sa distribution, qui peut être moins important si les activités antitrachome sont intégrées dans le système de santé actuel.

Conclusions et recommandations

Que le produit soit donné ou acheté, la stratégie d'approvisionnement et de distribution dépend du ministère de la Santé du pays. Elle représente un coût, quelle que soit la stratégie utilisée et indépendamment du caractère gratuit ou non de l'approvisionnement. C'est au ministère de chaque pays de planifier les besoins et de gérer les stocks, même si une ONG internationale l'appuie dans cette entreprise, et de s'assurer de la pérennité de la disponibilité en antibiotique jusqu'à l'obtention d'une baisse suffisante de la prévalence du trachome.

Dans le cas de l'achat de génériques, le contrôle de qualité du produit constitue aussi un point essentiel.

Quelles sont les conséquences d'une distribution de masse de l'azithromycine sur le système de santé ?

Quelles que soient ses modalités de distribution, les campagnes de masse ne manqueront pas de retentir sur le fonctionnement du service de santé.

Impact d'une distribution verticale

Le programme vertical constitue une sollicitation de plus dans la course aux « *per diem* », éloignant les infirmiers de leur travail habituel dans le centre de santé. Beaucoup de centres souffrent de trop de programmes de « revitalisation », tous conçus au niveau central et réduisant l'infirmier à un exécutant de directives parfois peu adaptées. Au lieu de se concentrer sur les demandes de ses patients, il devient surtout préoccupé de satisfaire les besoins de programmes spécifiques. Pour cela, il doit se soumettre souvent à des exercices assez formels qui ne traduisent pas la réalité du terrain (formulaires de suivi, listings de distribution...). Il risque de perdre son peu de disponibilité pour répondre aux attentes de sa population, ce qui n'améliorera pas la fréquentation des structures fixes.

On peut se demander si la relance des activités de routine par des actions ponctuelles est vraiment efficace. Après l'activisme temporaire déployé à grand bruit, le service se retrouve parfois à un niveau encore plus bas, dès la fin des programmes et des budgets. Ces pressions temporaires sur les services de santé ne les renforcent pas toujours.

Les actions verticales présentent d'autres avantages et inconvénients. Par exemple, le recours à du personnel nouveau payé par l'ONG (stratégie MSF) peut induire une rivalité entre ce personnel mieux payé et les fonctionnaires de santé. Les relations entre les ONG et les structures en place ne sont pas faciles, étant donné les différences importantes de moyens logistiques et de marge de manœuvre. En revanche, l'avantage réside dans l'injection de ressources extérieures. De plus, MSF veille à associer au moins un membre du centre de santé au démarrage de la distribution d'antibiotiques dans chaque village.

Impact d'une distribution à base communautaire

L'expérience a montré qu'une formation brève ne suffit pas nécessairement à bien faire comprendre les buts de l'opération et ses modalités.

La distribution d'un médicament n'est un geste simple qu'en apparence ; il faut vérifier la prise de médicament sans employer la force avec les jeunes enfants, appliquer le bon dosage, tenir les registres et expliquer au passage les raisons de la campagne.

Conclusions et recommandations

Les succès rencontrés, aussi bien dans des programmes qui ont eu cours dans la sous-région (onchocercose, filariose lymphatique) que dans le cadre de l'élimination du trachome dans certains pays (Maroc), prouvent qu'il n'est pas nécessaire de mettre en place des circuits parallèles au système de santé existant, risquant d'induire des surcoûts pour le gouvernement, et de détourner l'intérêt du personnel de santé, attiré par les rémunérations spéciales vers ce programme au détriment de ses autres activités.

Il est cependant indispensable que les responsables des services de santé disposent des ressources nécessaires à tous les niveaux pour assurer des activités nouvelles (formation, supervision, recueil et analyse des données, rapports), et par conséquent que le système de santé dispose d'un budget raisonnable. On ne peut donc éluder complètement la question d'un surcoût, même en restant dans le cadre du système habituel d'activité.

L'efficacité de la stratégie repose sur la mise en œuvre du plan national d'élimination du trachome par la structure centrale. Une fois le plan adopté, la coordination nationale du programme engage la formation du personnel en matière de diagnostic, enregistrement et suivi des patients, posologie, surveillance de la prise du médicament, gestion des médicaments, supervision des activités des agents intervenant aux niveaux inférieurs, établissement des rapports, etc. Le nombre de personnes à former ainsi que les coûts de cette formation sont à déterminer par la coordination du programme.

Les structures intersectorielles (régions et districts sanitaires) qui coordonnent l'exécution des différentes activités entrant dans le cadre du plan d'élimination du trachome, reçoivent l'ensemble des ressources destinées à ces activités au niveau de leur aire de responsabilité respective, puis les affectent aux responsables de chaque secteur d'activité (éducation, santé ou autre).

Quels sont les risques de détournement de l'azithromycine ?

Le large spectre d'action de l'azithromycine[9], sa facilité de prise, sa rapidité d'action suscitent des craintes fondées d'un détournement lors de son utilisation en distribution de masse, pour soigner d'autres affections, avec ou sans paiement en contrepartie.

La prise de médicament se fait normalement sous le contrôle visuel de l'agent chargé de la distribution, qui procède à l'enregistrement nominal de la prise sur une liste exhaustive et réactualisée périodiquement de tous les bénéficiaires. Comment s'assurer qu'on atteint l'ensemble des patients et que le médicament est effectivement employé et uniquement dans les situations auxquelles il est destiné ?

L'expérience acquise avec d'autres médicaments dans la lutte contre d'autres endémies est instructive. En effet, des indications thérapeutiques imprévues ont pu apparaître. Par exemple, la Dapsone® utilisée contre la lèpre aurait un effet « stimulant », peut-être en raison de son action contre les accès palustres. Cet effet de « dopage » apprécié par les patients a entraîné une demande de médicament, même après guérison de la lèpre. Des trafics du médicament se sont développés avec la complicité de certains infirmiers. De même, l'efficacité sur plusieurs parasites intestinaux de l'ivermectine, utilisée contre l'onchocercose, a entraîné la persistance de la demande du produit hors périodes de distribution, voire même après interruption du traitement.

L'azithromycine peut s'utiliser dans le traitement d'affections bronchopulmonaires. Cependant, l'indication la plus fréquente sera probablement les infections sexuellement transmissibles et les troubles urinaires pour lesquels les gens éprouvent de la gêne à consulter et cela risque d'entraîner divers trafics.

Prétextant une augmentation de la demande, des agents de santé, ayant accès au médicament ou chargés d'en déterminer les besoins au niveau local, peuvent « gonfler » les besoins.

Les agents de santé peuvent aussi détourner le produit, pratique assez courante lorsque la demande d'un produit est forte et son prix élevé. Ce ris-

[9] Infections respiratoires aiguës ou chroniques, otites et rhinites, infections urinaires, maladies sexuellement transmissibles, infections opportunistes chez les malades atteints par le VIH, gastroentérites, etc.

que diminuera si le prix du produit baisse et s'il est largement disponible sous forme de générique.

Le risque de détournement peut être évité ou tout au moins limité par le recours au traitement de courte durée directement observé (le DOTS, « Directly Observed Therapy Short Course », des Anglo-Saxons). Cette méthode est utilisée dans la tuberculose, pour éviter les chimiorésistances dues aux prises irrégulières de médicaments et à la sélection des bactéries. Les agents communautaires chargés de la distribution veillent à ce que le produit soit avalé en leur présence. Ils évitent de confier à une tierce personne la dose destinée à un patient absent lors de leurs passages. Mais ils peuvent subir la pression de leur entourage pour se constituer des réserves de produit.

Cette technique suppose un contrôle et une fiabilité du niveau supérieur : l'infirmier superviseur. Ce dernier doit remettre à l'agent communautaire les doses correspondant au nombre de personnes résidant dans son aire de responsabilité et répertoriées sur son cahier, et veiller à ce que les noms des personnes ayant effectivement pris le produit soient cochés sur le cahier de l'agent communautaire. Les médicaments non attribués (personnes absentes) devraient être remis à l'infirmier à l'issue de la tournée avec mention des noms des absents. Par ailleurs, un enregistrement régulier et systématique des médicaments remis aux centres de santé (numéro du lot, quantités remises, dates des sorties), une récupération des boîtes vides auprès des centres de santé, constituent des mesures supplémentaires destinées à suivre la traçabilité du produit.

On perçoit assez rapidement néanmoins les failles d'un tel système.

Conclusions et recommandations

Le détournement de l'azithromycine dans un contexte de distribution à base communautaire est bien possible. Cependant, l'application stricte des mesures préconisées (notamment supervision et contrôle) permettrait d'en atténuer l'envergure et la gravité.

Comment évaluer l'efficacité de l'azithromycine ?

L'efficacité d'un antibiotique comme l'azithromycine s'évalue, chez un individu ou dans une communauté, à court terme (moins d'un an), ou à long terme (après plusieurs années). D'après la littérature, une dose orale unique d'azithromycine suffit dans plus de 90 % des cas pour se débarrasser des infections génitales à *Chlamydia* (cervicites et urétrites). Ce résultat peut être probablement extrapolé aux *Chlamydia* oculaires. En matière de trachome, même si on ne trouve plus de *Chlamydia* dans les cellules conjonctivales avec les méthodes de laboratoire les plus sensibles (PCR), les follicules et l'inflammation qui les accompagne continuent à évoluer pendant un certain temps. Des conjonctivites d'autres origines peuvent aussi survenir, simuler le trachome et compliquer le diagnostic.

Efficacité à court terme

Au cours de l'essai clinique effectué à la fois en Égypte, en Gambie et en Tanzanie, on a observé une réduction spectaculaire de l'infection, deux à quatre mois après antibiothérapie. Deux ans après, les prévalences n'étaient nulle part remontées à leur niveau initial.

Dans d'autres essais réalisés au Maroc, en Gambie et au Népal, le traitement s'est révélé aussi très efficace à court terme. Dans aucun pays, la situation n'est revenue à l'état initial dans un délai de deux ans.

Pour apprécier l'efficacité de l'azithromycine à court terme, un examen bactériologique, exécuté avec les méthodes les plus récentes (PCR), serait sans nul doute préférable au simple examen clinique. Cette méthode n'est à l'heure actuelle applicable que dans certains sites urbains.

Efficacité à long terme

Les résultats à long terme sont encore difficiles à préciser. Le Maroc a obtenu des résultats très satisfaisants grâce à des traitements répétés annuellement pendant trois ans. Dans un village, un seul cas de trachome a été signalé après trois ans de traitement annuel de la population. De même, au Népal, trois traitements successifs ont été très efficaces.

L'importance de la couverture apparaît déterminante. En Tanzanie où le taux de couverture n'était que de 65 %, la prévalence du trachome n'a pas diminué, un an après le traitement.

Conclusions et recommandations

Lorsque les prévalences du trachome inflammatoire restent élevées, le diagnostic clinique permet de bien évaluer l'endémie trachomateuse et l'efficacité du traitement. En cas de prévalence basse, il peut être intéressant, lorsque les conditions de terrain le permettent et lorsqu'un laboratoire équipé et compétent peut prêter son concours, de recourir à la PCR pour juger du niveau réel de l'infection.

LES INTERVENTIONS SUR LE MILIEU

L'amélioration de l'hygiène privée et publique a facilité dans le passé la disparition du trachome dans de nombreux pays. Les études épidémiologiques et expérimentales modernes confirment leur effet global.

Les modifications de l'hygiène portent sur le comportement des personnes et l'assainissement du milieu. Dans ce cadre, l'école peut jouer un rôle favorisant la transformation des comportements, encore faut-il que celle-ci aille de pair avec l'amélioration des dispositifs sanitaires (eau et gestion des ordures).

L'enseignement de l'hygiène et sa mise en application à l'école peuvent-ils contribuer à améliorer l'hygiène dans les familles et les villages ?

Il n'existe pas d'étude globale historique ou sociologique concernant l'influence de l'école sur l'hygiène dans les pays d'Afrique de l'Ouest. Plusieurs études ponctuelles ont mis en évidence l'intérêt de la promotion de l'hygiène à l'école et le rôle que pourraient jouer les élèves pour transmettre les messages et modifier les comportements à domicile. Elles justifient les stratégies visant à motiver les enseignants afin qu'ils redeviennent de véritables agents de changement au village.

Tant au Burkina qu'au Mali, l'hygiène est reconnue officiellement comme un facteur de progrès et de modernité dans la communauté éducative et comme une priorité pour tous, peut-être à cause du poids encore élevé des maladies infectieuses. Cependant, la promotion de l'hygiène n'est actuellement assurée que dans quelques projets ponctuels appuyés par certaines coopérations bilatérales et par l'Unicef.

Rappel historique et évolution actuelle

Au XIXe siècle, l'importance donnée aux découvertes de Pasteur a déclenché une évolution de la société, persuadée de réformer ses façons de se laver, de cracher, de se moucher. En France, l'instrument de cette « révolution » a été l'école républicaine, avec un enseignement de l'hygiène confié à l'instituteur, personnage hautement respecté et payant de sa personne. La lecture des manuels à l'honneur dans les écoles primaires révèle l'insistance sur les pratiques d'hygiène, le lavage du visage et des mains ainsi que des vêtements, et la dénonciation de la saleté comme un vice. Au premier rang des règles d'hygiène, figuraient l'usage correct des latrines, la gestion des déchets et des ordures, le balayage humide des salles. L'école, perçue comme un foyer potentiel de contamination, a été historiquement aussi un foyer de lutte antitrachomateuse. Des notions sur le trachome figuraient au programme des Écoles normales d'instituteurs et faisaient l'objet de questions aux examens.

Dans plusieurs pays comme le Viêt-nam ou au Maghreb, l'instituteur a joué un rôle prédominant dans l'enseignement de l'hygiène. En Tunisie, pendant le protectorat et surtout pendant l'essor de la scolarisation qui a suivi l'indépendance, l'instituteur a gardé ce rôle de maître en hygiène et même d'infirmier. C'est lui qui était souvent chargé d'appliquer la pommade à la tétracycline. L'École normale organisait des visites des élèves-maîtres dans des dispensaires, pour les sensibiliser à la question du trachome et les former à son dépistage.

En Afrique de l'Ouest, l'enseignement de l'hygiène rencontre aujourd'hui des difficultés qui sont liées à la crise de l'école publique. Au lendemain des indépendances, l'accent a été mis sur l'enseignement de masse. Au Mali, le taux net de scolarisation dans le primaire est passé de 7 % en 1961 à 41 % en l'an 2000. Cette évolution rapide, les difficultés économiques en tous genres traversées ces dernières années, ont amené une dévalorisation de l'enseignement et de ceux qui l'incarnent dans les villes et les villages. Au Mali comme au Burkina Faso, plusieurs réformes n'ont pas réussi à endiguer la dégradation de l'enseignement primaire. Au Mali, dans les années 1970, suite à un conflit politique, environ 2 000 enseignants ont été licenciés et remplacés par des enseignants improvisés. Dans le même temps, de nouvelles écoles se sont créées sans tenir compte des conditions minimales d'hygiène. Le recrutement des enseignants a fait appel à des « instituteurs adjoints », d'un niveau de formation inférieur à celui des titulaires. L'impossibilité de mettre en place une scolarisation de masse de qualité a engendré beaucoup de frustrations. Certaines familles se sont réorientées vers les medersas qui accueillent actuellement près de 20 % des enfants.

L'émergence récente, surtout en milieu rural, d'écoles gérées par la communauté et dispensant un enseignement en français ou en langues nationales, souvent mal contrôlées par les inspecteurs d'enseignement, est aussi révélatrice de la crise du système public.

Au Mali comme au Burkina Faso, les conditions de vie et de travail des enseignants (manque de livres et de documents pédagogiques) se sont progressivement dégradées, entraînant une baisse de la conscience professionnelle et de la motivation des enseignants. L'enseignant est mal rémunéré et ne bénéficie plus de l'aura qui lui permettait d'exercer une influence importante sur les comportements et les opinions de la communauté ou ne veut plus s'engager dans des actions hors des limites de son travail.

L'image de l'écolier comme un être différent, porteur des espoirs d'ascension sociale du groupe, s'est aussi beaucoup modifiée, au fur et à mesure que le chômage des diplômés réduisait à néant ces perspectives brillantes. Bien des familles ont cessé de considérer l'investissement scolaire comme une priorité.

Aujourd'hui, la majorité des enfants quittent l'école après 6 à 9 ans de scolarité sans avoir acquis le minimum de connaissances indispensables, en particulier en hygiène. C'est particulièrement vrai chez les filles, qui occupent couramment la fonction de grande sœur et se retrouvent bien souvent mères de famille peu après leur sortie de l'école.

L'enseignement de l'hygiène

Durant la période coloniale et postcoloniale immédiate, l'enseignement de l'hygiène était généralisé et son application rigoureusement encadrée par les enseignants. Il était de type magistral, d'un style autoritaire alors généralement accepté, faisant peu appel à des outils visuels ou à des méthodes participatives.

Récemment, l'enseignement de l'hygiène a été négligé. Les manuels ont disparu de la documentation de base des écoles primaires et l'hygiène a actuellement la portion congrue dans la formation des enseignants.

Une proportion non négligeable des écoles ne dispose pas des conditions minimales (point d'eau et latrines) nécessaires à la démonstration des mesures d'hygiène et à l'imprégnation de l'esprit des élèves par le modèle vécu à l'école.

L'enseignement de l'hygiène en général et sa pratique (propreté de l'écolier, des classes, des latrines, des points d'eau et de la cour) ne sauraient être développés en référence au seul trachome. Dans les régions d'endémie trachomateuse, pour la promotion de l'hygiène il y a lieu d'harmoniser les programmes de sciences naturelles (notion de microbes et de maladies infectieuses) et d'hygiène (propreté des mains et du visage dans la vie). Mais la référence à la lutte contre le trachome peut aider à la mobilisation de la société dans les régions d'endémie parce qu'elle fournit une illustration concrète des bénéfices attendus des conduites hygiéniques.

L'écolier et son milieu

Les évaluations des programmes de lutte contre le trachome révèlent que l'enfant est souvent cité par sa mère comme source de ses connaissances sur le trachome. Si l'écolier s'approprie ce qui lui est enseigné sur l'hygiène à l'école, il peut répercuter cette information en famille et parler de ce sujet avec ses camarades non scolarisés du même groupe d'âge. Il existe cependant des difficultés à communiquer sur des sujets jugés délicats avec des parents plus âgés ou d'un certain statut, avec lesquels le respect l'emporte sur la familiarité.

L'influence des écoliers ne suffit pas à elle seule à faire évoluer les mœurs. D'autres canaux de communication que l'école comme les radios « libres » communautaires, ou les spectacles dans les villages[10] peuvent relayer des messages sur l'hygiène. Il paraît plus facile de répondre aux questions des parents découlant de l'écoute d'une émission radiophonique sur l'hygiène que de les aborder directement.

L'implication de la communauté et de différents partenaires

Les expériences des années 1960 et de quelques projets en cours dans la région montrent qu'il est possible de généraliser l'enseignement de l'hygiène et sa pratique en milieu scolaire. Cependant, l'enseignant ne peut à lui tout seul assurer cette mission, il peut impliquer les associations, solliciter la collaboration des services municipaux et techniques de santé et d'assainissement là où ils existent, ou de l'agent de développement au village, pour l'appuyer dans la transmission des notions d'hygiène et proposer des innovations.

[10] Une expérience de ce type a eu lieu avec la collaboration de « Clowns sans frontières ».

Le savon industriel n'est accessible ni aux pauvres des villes ni à la majorité des ruraux. Dans de nombreux villages, le savon de potasse est fabriqué à base de beurre de karité par les femmes. L'enseignant peut engager les associations des mères d'élèves à produire le savon local. Des financements complémentaires sont possibles à travers les ONG, les jumelages avec des villes du Nord, les réseaux d'associations villageoises, des ressortissants non résidents des villages concernés et les actions humanitaires des groupes de tourisme.

Des initiatives internationales soutenues par l'Unicef, l'Unesco, l'OMS et la Banque mondiale encouragent aujourd'hui la reprise de l'enseignement de l'hygiène et sa pratique en milieu scolaire. Dans ce cadre, le Burkina Faso, avec l'appui de ses partenaires, vient d'élaborer un document de politique nationale en matière d'hygiène.

Le plan décennal de l'enseignement de base, tant au Mali qu'au Burkina Faso, accorde plus de place à l'éducation, à l'hygiène, et à l'amélioration de l'environnement.

Conclusions et recommandations

L'école peut être considérée comme un lieu privilégié pour transmettre les messages d'hygiène et inculquer des bonnes pratiques d'hygiène aux enfants. Bien qu'elle ne concerne qu'une partie des enfants, ceux-ci peuvent, de leur côté, susciter des modifications de comportement dans leurs familles.

Les maîtres devraient disposer de manuels tenant compte des expériences locales. Pour que la pratique accompagne la théorie, chaque école devrait disposer d'un point d'eau et de latrines.

Le relais de l'école dans les communautés peut se faire par la télévision et les radios locales ou les groupes de théâtre locaux, en accord avec l'éducation nationale.

La mise à disposition de l'eau peut-elle améliorer la protection contre le trachome ?

Pour que les pratiques d'hygiène se généralisent, il est nécessaire que l'eau soit disponible. Le lien entre la difficulté d'accès à l'eau et le trachome a été clairement établi. Le risque de trachome augmente avec la distance aux sources d'approvisionnement en eau. Au Mali, la quantité d'eau utilisée pour la toilette de l'enfant est inversement proportionnelle à la distance d'approvisionnement en eau. L'enjeu actuel est que les populations rurales aient accès à l'eau en quantité suffisante. Même si la qualité de l'eau importe moins dans la lutte contre le trachome, il est raisonnable de viser simultanément l'accroissement de la qualité et de la quantité de l'eau, pour réduire la prévalence de toutes les maladies à transmission hydrique.

Cependant, même si l'eau est disponible, son utilisation à des fins d'hygiène n'est pas pour autant acquise.

L'existence et la proximité des points d'eau

L'augmentation du nombre de points d'eau et leur aménagement sont prioritaires de façon à satisfaire les usagers et à éviter les longues files d'attente observables dans certaines villes africaines aux bornes-fontaines.

Au Mali, plusieurs milliers de villages sont encore à plusieurs kilomètres d'un point d'eau permanent, qu'il soit traditionnel (puits, rivières, marigots ou eau de pluie) ou moderne (puits modernes, forages équipés de pompes, bornes-fontaines, etc.). Tous les programmes d'hydraulique villageoise des prochaines années contribueront à l'amélioration de l'hygiène et donc à la réduction de la prévalence du trachome inflammatoire.

L'accès à l'eau du plus grand nombre

Les services de desserte d'eau courante à domicile se limitent aux moyennes et grandes villes et ne touchent que les classes moyennes et aisées. Dans ces villes, l'approvisionnement en eau a été à l'origine organisé par les pouvoirs publics. Dans certaines villes, la privatisation de l'adduction dans les années 1990 a parfois réduit la fourniture d'eau aux citadins les plus pauvres, du fait de l'augmentation des tarifs.

Dans les zones rurales pauvres, le secteur privé est réticent à financer des investissements jugés peu rentables comme la création et la maintenance de points d'eau modernes. Lorsque les villages sont déjà dotés de tels points d'eau, des systèmes variés de recouvrement de coûts peuvent se mettre en place. Ils sont gérés par des comités qui se heurtent souvent à des problèmes de gestion, au manque de pièces de rechange et à des conflits sociaux récurrents relatifs à l'utilisation tournante des points d'eau et à la répartition de la ressource parmi les usagers.

Maintenance des équipements hydrauliques

En milieu rural malien, environ 30 à 40 % des ouvrages ne fonctionnent plus peu de temps après leur mise en place. L'expérience au Mali, au Burkina et au Niger montre cependant que lorsque les enjeux des équipements collectifs sont discutés en fonction des politiques locales et que les communautés sont impliquées aux différents stades, elles s'organisent mieux pour maintenir le système en état de marche. Encore faut-il qu'elles soient préparées à cette tâche. Le coût de réparation des pompes est variable, et peut être très élevé, voire prohibitif ; la réparation pourrait souvent être assurée par des mécaniciens locaux, à faible coût.

L'exemple du Maroc illustre l'importance de la prise en charge publique de l'eau dans la lutte contre le trachome : dans les oasis du Sud, l'Office national de l'eau potable a financé sur fonds propres l'approvisionnement en eau des communautés rurales et soutenu l'encadrement des associations villageoises pour les doter de systèmes d'assainissement.

Dans le cadre de la décentralisation au Mali, les communes sont invitées à jouer un rôle déterminant dans ce domaine. Le nouveau cadre institutionnel permet le transfert de la prise de décision et du pouvoir de contrôle des dépenses aux autorités locales qui fixent les priorités et prennent en charge la fourniture des services collectifs essentiels dont celui de l'eau. Elles peuvent utiliser pour cela les taxes communales et négocier un budget avec l'État.

La part des différents acteurs dans l'amélioration de l'accès à l'eau reste à déterminer : celle des communes dans le choix des équipements et leur gestion, celle de l'État dans l'identification des ressources hydriques et la vérification d'une distribution équitable.

Usages de l'eau dans les ménages

Même lorsque l'eau est disponible, les usages sociaux peuvent en restreindre malgré tout les bénéfices pour les enfants, réservoir du trachome. Quelle que soit la quantité d'eau, les usages limitent en effet souvent l'eau dévolue à la toilette des enfants et des bébés. Dans plusieurs sociétés d'Afrique de l'Ouest, lorsqu'il y a pénurie d'eau, seule la toilette matinale des adultes reste une priorité majeure, en particulier celle du visage. Le manquement à cette pratique peut porter malheur aux personnes rencontrées. En revanche, l'enfant, particulièrement le tout petit, est souvent considéré comme un innocent qui ne fait pas courir de danger aux autres, et la saleté est traditionnellement valorisée chez le nourrisson comme une forme de protection du corps. Dans d'autres groupes, si le bébé fait l'objet de soins attentifs, le jeune enfant qui commence à marcher fait moins l'objet de soins de propreté, comme si on le laissait faire l'épreuve du milieu pathogène où il est appelé à vivre.

Même si l'utilité de la toilette est reconnue, en milieu rural ou urbain sans adduction d'eau, les systèmes traditionnels de stockage ne facilitent pas un accès permanent à l'eau et une répartition équitable entre tous les membres de la famille. La capacité de stockage d'eau à domicile est faible, même lorsque la source est située dans le village ou le quartier de résidence. L'accès de l'enfant à l'eau est souvent limité et se fait par l'intermédiaire de la personne en charge de sa garde. Les usagers manquent de systèmes domestiques, à faible coût, de stockage et de distribution, par exemple de réservoirs (canaris/jarres ou seaux comme au Togo) dotés de robinets. Le coût de production d'un prototype en matière plastique est par exemple de 14 000 F CFA par unité. Le prix pourrait être abaissé, à condition d'avoir un marché d'une certaine étendue. L'amélioration des conditions d'hygiène et du niveau de vie à la campagne n'entraîne donc pas pour autant le recul du trachome.

L'installation de robinets dans les maisons ne change pas nécessairement la façon dont les mères nettoient le visage de l'enfant. L'élimination d'eaux usées n'est pas prévue, et les cuvettes d'eaux réemployées à plusieurs reprises servent de réservoir de réinfections pour la maisonnée. Par ailleurs, les flaques dans l'espace domestique peuvent créer des gîtes favorables à la prolifération des moustiques (en particulier, des anophèles vecteurs du paludisme). Il faut prévoir des systèmes d'écoulement des eaux usées. Leur absence entraîne des restrictions volontaires de l'eau, comme cela a été constaté en Égypte.

Dans l'immédiat, les habitudes créées par la pénurie font qu'il n'y a guère de gaspillage. L'amélioration de l'accès à l'eau devrait permettre un usage moins parcimonieux de l'eau pour la toilette des enfants. L'évolution des mœurs dans ce sens peut être facilitée par des actions d'information-éducation-communication (IEC). Au Niger, un programme d'éducation autour des points d'eau a obtenu des résultats significatifs grâce à des « communicateurs sanitaires », en poste au centre de santé du district, qui ont réussi à créer un climat de travail véritable entre services de santé et villageois. Les réseaux des ONG et des associations locales peuvent jouer un rôle dans la prévention du trachome, lors de la création et de la maintenance des points d'eau.

Conclusions et recommandations

Améliorer la disponibilité de l'eau dans les villages est un élément fondamental pour changer les pratiques d'hygiène des populations. La lutte contre la cécité est un argument de plaidoyer puissant pour développer ou réhabiliter les points d'eau à proximité des habitations. La maintenance des puits et des forages installés représente un problème majeur et doit faire l'objet d'attention des pouvoirs publics et des nombreuses ONG qui agissent dans ce domaine.

Cette mise à disposition de l'eau ne suffit pas en elle-même. Les aménagements hydrauliques doivent s'accompagner d'actions d'IEC adaptées pour améliorer la propreté des enfants. Les travaux des anthropologues suggèrent des analyses plus fines et plus complexes.

Des équipements simples pour stocker l'eau dans les maisons peuvent aussi faciliter son usage à des fins d'hygiène.

Que peut-on attendre du contrôle des mouches dans la prévention du trachome ?

Plusieurs études suggèrent l'importance du contrôle des mouches pour la diminution du trachome. Les mesures prônées découlent de l'idée qu'il est préférable d'éliminer les mouches de l'environnement familial et qu'il faut pour cela utiliser des latrines, avoir une bonne gestion domestique des ordures, éloigner le bétail des habitations et nettoyer les secrétions du visage qui les attirent.

Les mouches, en particulier *Musca sorbens*[11] *et Musca domestica*[12], sont connues comme vecteur passif du trachome. Elles peuvent transporter *Chlamydia trachomatis* et la déposer sur l'œil d'un enfant sain. Les sécrétions du nez et des yeux attirent aussi les mouches et les mesures favorisant la propreté de l'enfant diminueront cette attraction. La présence de mouches sur le visage des enfants signe donc un risque accru de trachome.

De nombreuses espèces de mouches pondent leurs œufs sur les excréments. Elles transportent du matériel fécal et véhiculent des agents pathogènes présents dans les fèces animales ou humaines. Tous les facteurs sont

[11] *Musca sorbens* pond ses œufs préférentiellement sur les selles humaines déposées sur le sol et non pas dans les latrines, à un niveau moindre sur les excréments des animaux.

[12] La pullulation de *Musca domestica* est favorisée par la présence d'excréments animaux.

réunis pour qu'elles transmettent des germes, surtout lorsqu'elles se posent sur des aliments humains. Les mouches représentent une nuisance réelle et parfois majeure.

La pulvérisation de DDT s'est avérée efficace dans le passé, mais de nombreuses espèces sont maintenant résistantes. Une étude pilote a montré que la pulvérisation de deltamétrine (insecticide dérivé d'une plante, le pyrèthre, peu toxique pour l'environnement) pendant trois mois réduit le nombre de mouches de 75 % et l'incidence du trachome à trois mois de 75 % dans les villages d'intervention. Les auteurs ont aussi observé une réduction de 25 % des diarrhées infantiles (phénomène déjà constaté dans d'autres études). Les effets collatéraux sur les autres maladies doivent donc être pris en compte. Néanmoins, à long terme, l'épandage extensif d'insecticides a finalement peu d'effets sur la densité des mouches et ne paraît pas actuellement envisageable.

L'approche la plus écologique consiste à éliminer autant que faire se peut les sites de reproduction (excréments, ordures). Il faut 6 à 7 jours pour que les œufs de la mouche domestique commune *Musca domestica* se transforment en larves qui migrent dans le sol et éclosent ensuite. Il est donc important d'éliminer ordures et excréments avant ce délai.

L'installation de latrines fonctionnelles entraîne une diminution de la densité des mouches et des contacts avec les yeux : en Gambie, dans les villages où des latrines avaient été construites, le nombre de contacts mouche-œil et la prévalence du trachome ont diminué de 30 %.

La mise en place d'une politique de construction de latrines ne pose pas de réels problèmes techniques ou économiques. La grande difficulté est représentée par l'utilisation et la maintenance de ces lieux, faute de quoi les risques sanitaires et désavantages s'avèrent supérieurs à l'absence d'intervention. Cela implique de tenir compte des habitudes et préférences culturelles. Beaucoup de ruraux considèrent que les excréments humains sont dangereux et que la meilleure stratégie est de les disperser dans la nature. L'idée de latrines accumulant les matières fécales leur répugne ainsi que l'idée de mélanger urine (jugée sans danger) et excréments. Dans certains cas, montrer le bénéfice de l'installation en termes de gain d'intimité peut être plus efficace que de le justifier par la prévention d'une maladie.

La propreté des maisons et des cours a une incidence bien connue sur la densité des mouches. L'association de la proximité du bétail avec le trachome est controversée (facteur protecteur au Mali, aggravant au Burkina Faso). En fait, l'importance du bétail, source de richesse et la différence de mœurs entre nomades et sédentaires pourraient être des facteurs de confusion. Il faut de toute façon rester très prudent avant de mettre en cause la cohabitation homme/animal très ancrée dans les mœurs. À la différence des excréments humains jugés dangereux, les excréments animaux apparaissent aux populations sans danger et même précieux pour la fumure. Il paraît néanmoins souhaitable que les détritus animaux et les ordures soient évacués des cours des maisons le plus vite possible.

Conclusions et recommandations

La diminution du nombre des mouches qui se posent sur les yeux est un élément important dans la lutte contre le trachome. Le contrôle qui ne peut être assuré par l'épandage d'insecticides pourrait l'être par des mesures d'assainissement du milieu. Il s'agit tout d'abord d'installer des latrines adaptées là où elles n'existent pas et de faire en sorte qu'elles soient utilisées. L'évacuation des ordures et des déjections animales des cours des maisons permet aussi de supprimer des sites de ponte des mouches. L'élimination de l'environnement immédiat des selles des enfants par enfouissement ou dépôt dans les latrines est également utile.

Quelles sont les mesures générales d'hygiène et d'assainissement pour lutter contre le trachome ?

L'augmentation d'eau potable à disposition et l'assainissement font partie des facteurs qui concourent à une amélioration de l'état de santé des populations.

La leçon de l'histoire est ici suggestive. La révolution pastorienne au sens large a affecté en Europe la sensibilité aux insectes et aux ordures. À la fin du XIXe siècle, après que le moustique du genre anophèle ait été reconnu comme agent transmetteur du paludisme, les insectes sont devenus l'ennemi aux yeux des médecins et peu à peu à ceux du grand public. Dans les campagnes, le tas de fumier a disparu progressivement du devant de la maison. Les latrines du fond du jardin sont venues s'installer dans la maison. La pompe a cédé la place au robinet. Toutes ces transformations en Europe ont demandé plus d'une génération. Dans le reste du monde, quand elles ont pris un tour accéléré, c'est en général dans un contexte d'intenses bouleversements politiques ayant parfois un coût humain et social élevé, comme la révolution chinoise.

En matière de trachome, il est clair que l'assainissement bien mené concourt efficacement à réduire la diffusion de la maladie. En effet, il fait disparaître les excréments humains ou animaux, et les déchets ménagers solides ou liquides dont la partie fermentescible ou putrescible attire les mouches vectrices de la maladie.

La situation actuelle

Ces trente dernières années, dans la plupart des programmes « eau et assainissement » l'effort de l'ensemble des partenaires du développement (bailleurs de fonds internationaux, ONG, gouvernements, communautés locales) a porté sur la desserte d'eau potable aux populations tant urbaines que rurales. La composante « assainissement » a été le parent pauvre des projets de développement. Il est vrai que la demande des populations portait en priorité sur l'eau potable.

En matière d'assainissement, un certain nombre d'avancées sont néanmoins réelles, surtout dans les villes. L'assainissement autonome sur la parcelle s'est généralisé. Il associe la plupart du temps une latrine et un puits perdu recueillant les eaux usées. Les modèles de latrines améliorées sont maintenant bien connus et leur diffusion est soutenue par les ONG. Des systèmes d'assainissement semi-collectifs se développent. De nombreuses villes ont mis en place un service marchand de vidange mécanique par camions. Pour les déchets ménagers, le système de pré-collecte mis en place par les associations de quartier et les ONG se développe rapidement. Il permet d'évacuer périodiquement des quartiers les déchets, en général deux fois par semaine. Les enquêtes ont montré que les habitants étaient prêts à payer, pourvu que le service leur soit rendu (évacuation des déchets et des boues de vidange). Néanmoins, de nombreux problèmes demeurent : dépôts intermédiaires non évacués, dépotages sauvages des boues de vidange, absence de décharges, etc.

Dans le monde rural, l'assainissement a été plus souvent l'objet de campagnes d'information et d'éducation que de véritables programmes d'amélioration ou de réalisation. Ces campagnes ont traité très généralement de l'hygiène corporelle ainsi que de l'assainissement des abords : balayage de la cour, évacuation des déchets, aménagement des points d'eau... La lutte contre la cécité (et le trachome) est rarement évoquée au cours de telles campagnes (sauf peut-être dans les régions où l'endémie est très présente).

La situation reste donc inégalement satisfaisante dans les zones rurales. Dans de nombreux villages, des aires de défécation sont encore très souvent utilisées. Les latrines existantes sont des plus sommaires. Les animaux domestiques divaguent, y compris dans l'enceinte du village et les concessions. Les ordures ménagères demeurent sur la parcelle ou au mieux sont évacuées dans l'endroit le plus proche pas nécessairement approprié (parcelle abandonnée, thalweg proche, etc.). Ce travail d'évacuation incombe souvent aux jeunes enfants, ce qui explique aussi, leurs forces étant limitées, la proximité des lieux de dépôt.

Les travaux des anthropologues amènent cependant à nuancer ce tableau selon les villages et les régions et pourraient expliquer l'inégalité des prévalences.

Les mesures sur le long terme

Rappelons qu'il s'agit de faire évoluer des comportements résultant de cultures ancestrales dans lesquelles le rapport du propre et du sale est établi en référence à l'ordre et au désordre et donc, *in fine*, à la construction du lien social. Ces pratiques ont leur logique et de plus, sont adaptées aux situations locales.

Ainsi, toute politique visant à modifier les pratiques doit s'inscrire dans le long terme. Or, trop souvent, la brève durée des projets ne permet pas d'assurer la continuité. En outre, toute modification volontaire des comportements suppose que les populations comprennent les raisons et mesurent l'intérêt du changement proposé. À ce titre, les campagnes d'IEC ont montré leurs limites, et leur évaluation a davantage démontré les capacités de mémorisation des villageois que leur adhésion véritable.

Les promoteurs de ces campagnes l'ont compris puisque, aujourd'hui, ils s'adressent préférentiellement à deux publics :

- les femmes qui, en tant que mères ou futures mères, peuvent transmettre à leurs enfants de nouvelles pratiques,
- les enfants scolarisés prêts à acquérir et à intégrer des connaissances nouvelles par le biais de l'école.

Dans les deux cas, il s'agit bien de viser le long terme et d'inscrire l'action dans le cadre d'un programme s'étalant sur plusieurs années plutôt que d'un projet ponctuel.

La politique de décentralisation en cours en Afrique de l'Ouest peut être une chance de voir la lutte contre la maladie recevoir localement des moyens accrus. Surtout si cette politique se traduit par la délégation d'une réelle autonomie de décision et fournit aux communes rurales les moyens de mettre en œuvre leurs décisions. Il restera à convaincre les élus de l'importance de consacrer des moyens à cette lutte, en étant conscient que le temps court de l'élu soucieux de réalisations visibles n'est pas celui de la santé publique dont les améliorations ne peuvent se mesurer que sur le long terme.

En outre, même s'il est important de mobiliser les élus locaux, la décentralisation ne peut avoir pour conséquence de dégager l'État de sa responsabilité vis-à-vis de la santé de sa population. C'est à l'État de mettre en œuvre sur le long terme une politique de santé publique et de stimuler la lutte contre le trachome.

Recommandations

Pour lutter contre la transmission du trachome, un certain nombre de mesures simples peuvent être proposées.

Évacuation des déchets ménagers

L'objectif général est d'arriver à une élimination des déchets dans un délai inférieur au cycle d'éclosion des œufs, soit moins de six jours. L'enfouissement des déchets reste la solution la plus abordable pour des populations dépourvues de moyens techniques et financiers. Il est assez courant que les déchets ménagers soient utilisés pour fumer « les jardins de case » ou les champs. Cette pratique peut être maintenue, sous réserve d'un enfouissement dès le dépôt sur le champ ou le jardin.

L'incinération, autre technique simple, dépend de la nature des déchets et du climat.

Un site unique de dépôt peut être envisagé avec un traitement sommaire des déchets soit par un recouvrement périodique, soit par une incinération permanente. Sa localisation doit être soigneusement choisie pour éviter la pollution de l'environnement et particulièrement, celle des cours d'eau. Idéalement, la distance aux habitations devrait être supérieure à celle du vol des mouches.

Il va de soi que des solutions plus performantes sont à utiliser dès que les communes disposent de moyens plus conséquents.

Élimination des excréments

La mesure la plus simple consiste à éloigner les aires de défécation au-delà de la distance de vol des mouches, mais elle paraît difficilement réalisable. De plus, lorsque les villages sont proches, les mouches évitées par les uns peuvent aller chez les autres...

L'amélioration des latrines existantes est une autre solution plus réaliste. L'efficacité des latrines améliorées (en particulier, à fosse ventilée) installées dans les bâtiments publics et les écoles, n'est plus à démontrer.

Plus que les discours sur la santé et l'hygiène, c'est souvent l'argument de confort (intimité, suppression des odeurs et des mouches) qui déclenche volonté de changement et investissements. L'organisation des sociétés rurales, l'apparition de classes moyennes, l'influence de migrants porteurs de modernité sont aussi des facteurs puissants de changement.

Le parcage des animaux dans le village est vivement recommandé. Il permet en outre de concentrer les déjections animales pour les utiliser comme engrais sur les champs. Là aussi l'enfouissement rapide de ce fumier est recommandé.

Amélioration des pratiques d'hygiène

Les messages d'hygiène n'ont de chance d'être intégrés dans de nouvelles pratiques que s'ils sont répétés régulièrement et suscitent un vrai dialogue. Des évaluations périodiques sont à conduire pour connaître leur impact. Dans les zones de trachome, les messages insisteront sur le lavage des corps et du visage des enfants, le lavage des mains après défécation ou après avoir nettoyé le derrière souillé d'un enfant et avant la prise des repas, la propreté de l'habitat, des ustensiles de cuisine et de vêtements. Le bain quotidien de l'enfant se révèle par ailleurs plus efficace que le lavage du visage de l'enfant.

L'amélioration de l'hygiène domestique en vue de diminuer le trachome aura des effets bénéfiques annexes, en particulier sur les diarrhées de l'enfant, responsables de plus du quart des décès dans ces classes d'âge. Un programme d'éducation sanitaire axé sur le lavage des mains et la propreté corporelle conduit dans un village de Gambie a montré que l'incidence des infections cutanées, des infections oculaires, des diarrhées était diminuée de plus de la moitié, alors que celle des maladies respiratoires restait inchangée.

Conclusion

L'environnement domestique des populations pauvres accroît le risque de transmission du trachome. Ces risques peuvent être réduits si une politique d'accès à l'eau potable et d'assainissement du milieu est menée avec détermination sur la longue durée. Si les communautés locales doivent être sensibilisées et mobilisées, c'est à l'État d'inscrire cette politique d'accès à l'eau et d'assainissement dans le cadre de sa politique de santé.

Les hommes et les structures

Quel est le rôle du couple « mère-enfant » dans la transmission du trachome ? Comment réduire ou éviter ce mode de contamination ?

Bien que les effets du trachome soient décrits depuis des millénaires, les modes de transmission directe du trachome d'un individu à l'autre ne sont pas encore parfaitement compris. Il y a de plus une contamination indirecte par des objets contaminés tels que serviettes, mouchoirs, vêtements, le « châle » de la mère qui sert à moucher le nez, essuyer les yeux et le visage de l'enfant.

Les enfants constituent classiquement le « réservoir » de *Chlamydia trachomatis*. Pourtant, en général, il ne suffit pas de traiter les seuls enfants pour que l'infection disparaisse dans une communauté.

Toute personne qui s'occupe d'un enfant porteur de trachome actif risque d'être contaminée. Ainsi les femmes, en raison des soins constants qu'elles prodiguent aux enfants, sont les plus à risque d'être réinfectées, et d'évoluer vers le trichiasis et la cécité.

Le couple mère-enfant, en apparence indissociable (la mère et l'enfant porté sur le dos, en Afrique de l'Ouest), a donc retenu prioritairement l'attention des épidémiologistes. Dans ce « couple », le risque de contamination agit en fait dans les deux sens.

Au Mali, les enfants élevés par des femmes présentant un trachome actif sont plus à risque de contracter un trachome. La prévalence du trachome chez l'enfant augmente avec l'âge de la mère, peut-être aussi avec la taille de la famille. En outre, les mères d'enfants trachomateux sont plus fréquemment affectées que celles dont les enfants n'ont pas de trachome ou que celles qui ne s'occupent pas d'enfants.

Pourtant l'identification *stricto sensu* du couple mère-enfant comme pivot de la transmission paraît trop restrictive. En Afrique de l'Ouest, en dehors de la période d'allaitement, la mère n'est pas la seule personne à s'occuper de l'enfant. Les jeunes femmes sont fréquemment chargées de multiples tâches domestiques ou agricoles et d'autres femmes interviennent dans les soins donnés aux enfants : sœurs aînées ou grands-mères qui peuvent être contaminées puis à leur tour devenir contaminantes. En fait, une mère a souvent peu de contacts avec son enfant pendant une bonne partie de la journée, exception faite aux périodes de tétée. C'est seulement pendant la nuit que les enfants sont très proches de leur mère. Les enfants déjà sevrés sont constamment sous la protection de la grand-mère.

Les personnes qui ont la garde de l'enfant pendant que sa mère travaille peuvent contaminer cet enfant ou être contaminées par lui, comme l'enfant peut l'être par sa mère ou inversement.

Compte tenu de l'organisation sociale de nombreuses communautés africaines, il est donc indispensable de faire passer les messages concernant la lutte contre le trachome à tous les intervenants de l'entourage de l'enfant.

Conclusions et recommandations

Si la mère a un contact intime avec son enfant, de nombreuses autres femmes peuvent jouer un rôle dans la transmission du trachome, en particulier les grandes sœurs et les grands-mères. Toutes doivent être les cibles des campagnes d'IEC visant à modifier les pratiques d'hygiène.

L'école peut jouer un rôle pour sensibiliser les grandes sœurs lorsqu'elles la fréquentent. Les femmes âgées peuvent recevoir les conseils au travers des associations de femmes.

Les messages portent sur la nécessité d'utiliser un linge propre pour essuyer l'enfant, de se laver les mains après certains soins et aussi d'éliminer les selles des enfants des cours des maisons et des alentours immédiats de la maison, élimination qui est loin d'être étrangère aux codes de civilité de bien des villageois.

Comment mobiliser la société, notamment les femmes, dans la lutte contre le trachome ?

Le statut des femmes varie considérablement avec les cultures du continent africain, mais dans la plupart des sociétés ouest-africaines, gardiennes traditionnelles du foyer, les femmes jouent un rôle de premier plan dans tout ce qui touche à l'éducation des enfants.

Elles sont impliquées dans la plupart des activités de propreté : balayage de la case, toilette des enfants, lavage des vêtements et des ustensiles de cuisine. Elles transmettent les codes de conduite en matière de propreté aux enfants, codes qui possèdent de nombreuses connotations morales et sexuelles. Partout en Afrique de l'Ouest, ce sont les fillettes et les femmes en âge de procréer qui effectuent majoritairement les corvées d'eau, qui gèrent l'utilisation et l'allocation de l'eau aux différents postes en donnant priorité à la cuisine. La part d'eau réservée à la toilette peut représenter moins de 2 litres, voire être nulle.

C'est le chef de famille qui décide et surveille la construction des latrines, mais c'est la mère qui gère la propreté quotidienne et la maintenance, faute de quoi les conséquences positives du dispositif sanitaire s'annulent rapidement.

La promotion de la propreté et de l'hygiène doit tenir compte des contraintes et des codes de conduite des femmes. Il ne s'agit pas seulement d'un respect élémentaire des droits des femmes, mais tout simplement d'assurer la viabilité des mesures envisagées à long terme.

Mobilisation et sensibilisation peuvent prendre des formes différentes suivant le contexte : à la campagne et au village et selon les régions.

Le rôle des femmes dans l'organisation domestique et villageoise a fait l'objet de nombreuses études. Il existe une durable asymétrie dans l'éducation des filles et des garçons, qui est loin d'être corrigée par les systèmes scolaires existants. La participation des filles aux travaux domestiques limite leur temps libre et les éloigne souvent de l'école. L'inégalité d'accès à l'école entre garçons et filles est encore plus prononcée en milieu rural.

Si traditionnellement, les femmes ne participent pas aux conseils de village qui prennent les décisions importantes, en revanche, des structures opérationnelles comme les comités chargés des projets sur l'eau, ou les comités de salubrité accueillent plus facilement les femmes en leur sein. Elles participent ainsi aux discussions et aux décisions locales. Les femmes s'investissent peut-être plus volontiers dans des fonctions sans contrepartie financière, habituées qu'elles sont à des travaux bénévoles.

Une partie de leur autonomie vient de leurs pratiques commerciales. Si leur pouvoir économique s'accroît, le poids des préjugés et des traditions qui limitent leur écoute en milieu villageois diminuera progressivement. De nombreuses ONG ont choisi les femmes comme destinataires de projets de microfinancement, par exemple, au Pakistan, dans des programmes d'assainissement du milieu leur offrant la possibilité d'accéder à une plus grande autonomie financière. L'avènement des groupes de femmes bouscule les traditions et renforce leur pouvoir de négociation dans des domaines comme celui de l'eau, traditionnellement de leur ressort. Dans les grandes villes, certaines associations ont à leur tête des femmes cadres ou ayant des responsabilités politiques. Elles peuvent mobiliser de véritables lobbys qui sensibilisent l'entourage en faveur de la lutte contre le trachome et la cécité et entraîner les associations féminines dans les zones rurales.

Dans de nombreuses sociétés ouest-africaines, les femmes âgées (mères, tantes ou belles-mères de l'époux) forment un véritable collectif qui intervient dans la santé de la famille. Elles disposent de plus de temps, car généralement dispensées des travaux domestiques les plus fatigants. Étant donné leur ascendant sur les jeunes mères, il semble judicieux d'encourager l'organisation de réseaux de femmes âgées. À propos d'une infirmité qu'elles connaissent bien et redoutent, elles peuvent à leur tour inciter les personnes atteintes de trichiasis à rechercher des soins appropriés auprès des services de santé.

Conclusions et recommandations

L'hygiène fait partie du domaine de compétence des femmes. Souvent elles participent à un certain nombre de comités dans les villages, ou diffusent l'information concernant la santé, les comportements, l'assainissement. Tous les microprojets économiques ou financiers qui responsabilisent les femmes et leur donnent une certaine autonomie financière peuvent être aussi l'occasion de les sensibiliser aux problèmes d'hygiène et d'environnement qui jouent un rôle dans le trachome.

Les composantes de la stratégie CHANCE peuvent-elles être intégrées dans le système de santé et dans une perspective de développement ?

La réponse à cette question est de première importance. En effet, la stratégie CHANCE implique une nouvelle manière de travailler, à la fois au niveau des directions ministérielles concernées (la coordination de multiples activités est essentielle) et des communautés (sa mise en œuvre nécessite une bonne communication avec les populations).

La lutte contre le trachome en Afrique et, en particulier, au Mali

Même s'il ne figure pas en tête de liste, le trachome constitue une des priorités du ministère de la Santé de la République malienne. La présence de l'Iota, à vocation régionale, a donné une place majeure, dès sa fondation en 1953, à la lutte contre le trachome dans les programmes d'action sanitaire au Mali. La formation de plusieurs dizaines d'infirmiers spécialisés en ophtalmologie a permis une meilleure prise en charge des affections oculaires et donc du trachome dans pratiquement toutes les régions.

Au cours des années 1970, la lutte contre le trachome reposait sur les méthodes préconisées à l'époque : l'application systématique de pommade ophtalmique à la tétracycline, 6 jours par mois pendant 6 mois, l'opération du trichiasis et la conduite de programmes d'éducation à la santé pour améliorer l'hygiène individuelle, soit trois composantes de la stratégie CHANCE. Elle a bénéficié d'un important soutien du programme YELEEN de lutte contre la cécité. Ses équipes mobiles sillonnaient les zones rurales pour identifier les porteurs d'affections opérables (cataracte, trichiasis) et les orienter vers les hôpitaux où étaient effectuées les interventions. En une dizaine d'années, des résultats spectaculaires avaient été obtenus grâce à une mobilisation sans précédent de ressources matérielles, humaines et financières. La fin des crédits internationaux n'a pas permis d'organiser une véritable relève de cet ambitieux programme et son intégration dans le système de santé du pays. Les autres pays sahéliens ne disposent pas tous d'antécédents aussi actifs en matière de lutte contre la cécité (en dehors des programmes OCP, Programme de lutte contre l'onchocercose en Afrique de l'Ouest) ni de centres de formation spécialisés en ophtalmologie comme l'Iota.

La mobilisation actuelle et la réforme de décentralisation

Le niveau de priorité aujourd'hui accordé par le gouvernement malien au trachome ne résulte pas seulement de sa forte prévalence, de ses effets sur la santé des populations et de ses conséquences économiques et sociales. Il représente un choix politique délibéré, face aux perspectives offertes par la stratégie CHANCE depuis 1997. Elle constitue en effet un nouveau modèle en matière d'action sanitaire contre le trachome, dans la mesure où elle prend en compte la totalité des facteurs qui déterminent généralement l'état de santé des populations (hygiène, médicalisation, environnement, comportements). Cette stratégie tient compte de l'absence de mesure unique susceptible de faire disparaître le trachome et intéresse nécessairement de nombreux secteurs et tous les niveaux de décision, des ministères à la commune.

L'intégration des composantes de la stratégie CHANCE dans le système de santé malien propose un modèle susceptible de convenir à d'autres pays d'Afrique de l'Ouest concernés par le trachome.

L'adoption de la stratégie CHANCE au Mali coïncide avec celle d'une réforme visant à la décentralisation, qui confère un rôle majeur aux communes[13]. Le rôle de l'État, dans l'esprit de cette réforme, est d'informer l'ensemble des communes situées en zone d'endémie de la possibilité d'agir contre la cécité et le trachome, et de préciser les modalités de la lutte. Il leur fournit les appuis techniques et financiers nécessaires. La commune, quant à elle, reçoit la charge de l'éducation de base, de la promotion de l'hygiène, de l'hydraulique villageoise et de l'action sanitaire au premier niveau. Elle constitue donc théoriquement « l'opérateur » le plus à même de conduire une lutte efficace contre les maladies. Elle en reçoit mission de l'État et accepte ce rôle par contrat explicite.

Depuis leur création, les communes ont cependant du mal à préciser leur rôle et à organiser leurs activités dans le domaine de la santé en sortant du cadre strict de la lutte contre les maladies transmissibles pour entrer dans celui du développement.

Chargés par la Loi (Code des collectivités locales) de promouvoir l'action sanitaire dans leur circonscription, les conseils communaux ont en effet besoin de découvrir leur rôle sur le terrain et d'acquérir des méthodes de travail. La lutte contre le trachome peut constituer une opportunité pour mobiliser les communes. Il s'agit pour elles d'élaborer, en impliquant les personnes les plus compétentes au village, un plan d'action sanitaire intégré comprenant : un programme médical, un programme de santé scolaire, un programme d'hygiène et un programme d'IEC.

Au-delà des acquis de la lutte contre le seul trachome, cette expérience devrait permettre à la commune de conduire à l'avenir d'autres programmes d'action sanitaire dans le même esprit de pluridisciplinarité, de participation et de contractualisation.

[13] Cette réforme est aussi en cours de développement dans les autres pays sahéliens. De nombreux enjeux dépendent de sa mise en application concrète.

D'où l'idée que le programme de lutte contre la cécité (et le trachome) pourrait être utilement présenté par le gouvernement aux maires, lors d'une assemblée générale de leur Association nationale. Les communes devraient discuter un programme identifiant les activités à organiser à l'échelon local, et soumettre une proposition de contrat d'objectifs et de moyens à la Direction nationale de la santé.

Comment le programme de lutte peut-il se déployer au niveau de la commune ?

Les actions préventives

Elles ont pour but de lutter contre la contamination des sujets indemnes et la recontamination des sujets infectés.

Dans le contexte du Mali où le taux d'alphabétisation est encore faible, l'Information-éducation-communication (IEC) constitue une entreprise cruciale. Le programme national d'information, fondé sur le travail préalable d'une équipe de spécialistes de la communication, vise à faire connaître les causes de cécité dont le trachome et à inciter tous ceux qui souffrent de troubles de la vue ou de douleurs oculaires à se rendre au centre de santé de leur circonscription. Il fait appel à la production de films éducatifs pour la télévision, et d'émissions radiophoniques destinées aux nombreuses radios locales, adaptées aux cultures et aux langues parlées dans le pays, et à la production de brochures et d'affiches en langues nationales et en français.

Les messages concernant le trachome s'inscrivent dans un cadre plus vaste. Les maladies de l'enfance liées au manque d'hygiène, entre autres les maladies de peau et les diarrhées, peuvent faire partie d'un « paquet » commun d'IEC. Le trachome peut être une des portes d'entrée d'un ambitieux programme d'éducation à la santé.

La télévision atteint suffisamment de gens pour exercer une influence. Près de la moitié de la population malienne a accès à la télévision. Rares sont les villages qui ne disposent pas au moins d'un téléviseur. Encore faudrait-il évaluer l'impact des émissions concernant la santé ?

La création de troupes théâtrales présentant des saynètes pédagogiques dans les villages ou les quartiers, selon le modèle du « kotéba » traditionnel, est un moyen à explorer. L'association TRACT qui s'efforce de promouvoir le « théâtre utile », a fait la preuve que des tournées dans les écoles et les villages contribuent à la diffusion des connaissances et aux changements de conduite.

Les mesures concernant l'hydraulique et l'assainissement participent au développement économique et à l'amélioration du bien-être des populations. Elles s'intègrent donc dans un ensemble très vaste où sont impliqués plusieurs administrations et de nombreux acteurs du développement. La lutte contre le trachome est un argument fort de plaidoyer pour mobiliser des ressources et amener les différents acteurs à travailler ensemble.

Les activités médico-chirurgicales

Elles se déroulent à plusieurs niveaux, local (centre de santé), régional et national. Le niveau le plus périphérique est celui où devrait se faire de la façon la plus tangible l'intégration des composantes de la stratégie CHANCE dans le système de santé.

Que le centre de santé périphérique soit public, communautaire, confessionnel ou privé, l'équipe médicale peut mener deux types d'activités.

Activités mobiles

Les activités dites « avancées », conduites dans chaque village de l'aire de santé, nécessitent le déplacement d'un ou plusieurs membres de l'équipe médicale du centre de santé, soit de façon périodique, soit en réponse à un besoin non programmé.

Les activités périodiques de l'équipe débutent par le recensement de la population bénéficiaire des programmes de vaccinations, du planning familial, de l'éducation sanitaire, des examens ciblés (enfants de moins de 5 ans, femmes enceintes ou allaitantes), de l'examen et prise en charge si nécessaire de toute personne souffrante, de la distribution de médicaments comme la vitamine A. La distribution d'antibiotiques entre dans ce cadre.

L'intéressement aux résultats du personnel de santé est crucial. Les indemnités quotidiennes doivent retrouver leur sens originel en couvrant seulement les frais liés aux déplacements (hébergement et nourriture), à condition que soit mis en place un système de primes liées à la réalisation effective des termes du contrat signé entre la commune et l'État.

Le traitement du trichiasis participe également d'une stratégie « avancée ». Toute personne présentant un trichiasis opérable devrait bénéficier d'une intervention chirurgicale. Le dépistage des personnes souffrant de cette complication est l'occasion de repérer aussi les cataractes et de les « rabattre » sur le lieu où se pratique cette chirurgie. La chirurgie du trichiasis s'intègre donc parfaitement dans l'ensemble des soins de santé oculaire visant à prévenir ou à guérir la cécité.

Activités fixes

En dehors des campagnes programmées de lutte contre le trachome, le diagnostic et le traitement des personnes présentant un trachome inflammatoire ont leur place dans les centres de soins. Lors de toute consultation prénatale, postnatale ou de planning familial, les mères et les enfants de moins de 5 ans devraient faire l'objet d'un examen oculaire systématique avec retournement des paupières, à des fins diagnostiques et thérapeutiques. Toutes les visites systématiques devraient constituer autant d'opportunités de procéder à un examen des yeux.

L'école peut là encore jouer un rôle par les visites systématiques des élèves pour rechercher des signes de trachome. La pharmacie scolaire dont chaque école est normalement dotée ou celle du centre de santé fournit le traitement.

L'organisation de la lutte contre le trachome

Au niveau des cercles proprement dits, la lutte contre le trachome est dirigée par le médecin chef de cercle, entouré d'une équipe à caractère médico-technique, qui assure le soutien et l'encadrement aux communes.

Au niveau régional, la Direction régionale de la santé assure la coordination et le suivi de la lutte contre le trachome. Les aspects proprement ophtalmologiques sont confiés au médecin ophtalmologiste de l'hôpital régional, qui consacre une partie de son temps à la lutte contre la cécité dans sa région.

Au niveau central, le programme national de lutte contre le trachome constitue un des volets du Programme national de lutte contre la cécité. Au Mali, l'Iota apporte ses compétences techniques à l'ensemble du programme, en particulier par la formation du personnel, l'évaluation et la recherche.

Les activités de formation, essentielles à la décentralisation

Les compétences du personnel soignant en matière de trachome sont la clé du programme.

La formation a toujours occupé une place majeure dans le cursus de l'Iota. Les médecins et infirmiers qui en ont bénéficié ont acquis des compétences certaines. Cependant, la formation à l'action sur le terrain, l'anthropologie de la santé ou la communication ont été jusqu'ici insuffisamment prises en compte.

La formation est réalisée aux différents niveaux administratifs du système de soins en privilégiant l'écoute et le dialogue.

Pour éviter les cascades d'actions de formation qui compliquent et désorganisent le planning, les visites de responsables pourraient aussi être l'occasion de formation ou de rappels « sur le tas ».

Conclusions et recommandations

Les activités médico-chirurgicales peuvent s'intégrer dans le système de santé existant, quel que soit le mode de distribution de l'antibiotique. Elles impliquent cependant un travail additionnel qui peut être considérable et ne doit pas détourner le personnel de santé de ses multiples tâches habituelles. Le mot d'ordre pourrait être d'intégrer la préoccupation du trachome et de ses conséquences cécitantes dans les activités quotidiennes et de parler de trachome chaque fois que l'occasion s'en présente. L'appui des différentes ONG actives dans le domaine du trachome est précieux si elles travaillent dans le cadre et sous la coordination d'un programme national et de responsables du programme de lutte contre la cécité, bien individualisés dans chaque région.

L'État seul peut décider s'il convient de consolider d'abord la lutte contre la cécité dans les régions où elle a été lancée ou, sans attendre la perfection, d'étendre les opérations à des provinces par définition disparates, tirant des enseignements des différences entre les expériences et les ressources humaines, au fur et à mesure du déroulement du plan.

Expériences de la stratégie CHANCE et appropriation par la communauté

Comme on l'a vu, l'application de la stratégie CHANCE dans toutes ses composantes a donné indéniablement d'excellents résultats dans la lutte contre le trachome, notamment au Maroc. Il faut cependant souligner que dans tous les cas, il n'est pas strictement exact de parler « d'appropriation par les communautés », dans la mesure où il s'est agi de mesures de santé publique impulsées d'en haut qui ont amélioré l'environnement, permis la disponibilité en quantités suffisantes d'eau potable, la mise en place de systèmes d'enlèvement et de traitement des ordures. À cet égard, la lutte contre le trachome n'offre d'ailleurs pas de particularités. Le contrôle de maladies comme la tuberculose ou les maladies diarrhéiques dans les pays industrialisés s'est fait grâce à des réglementations autoritaires qui ont contribué à l'amélioration des conditions de vie (lutte contre les logements insalubres et alimentation améliorée quantitativement et qualitativement). Il est difficile de prouver que les communautés se soient totalement approprié toutes les mesures appliquées. Les modifications de comportements ont résulté de la convergence d'informations probablement intériorisées au fil du temps et de mesures parfois franchement coercitives. Mais les populations sont des observatrices avisées des conséquences de l'action de l'État sur le terrain, et tirent la leçon des événements.

Nous possédons assez peu d'informations sur la façon dont les communautés ont réagi aux mesures appliquées. Des informations ont été diffusées en un langage accessible à la population et des mesures transformant le milieu ont augmenté le bien-être des villageois, créant une atmosphère réceptive au changement. Les cours d'alphabétisation ont été suivis (« post-alphabétisation ») d'une aide à la formation personnelle et à la recherche d'emplois, faute desquels les compétences acquises disparaîtraient rapidement. Des comités de village ont été créés qui se sont pérennisés sous forme d'associations, des débats publics ont intéressé les communautés à la question du trachome et provoqué une prise en charge locale de certains équipements.

Conclusions et recommandations

L'expérience malienne, dans le contexte de la décentralisation, fournit une occasion unique de tester l'engagement communautaire pour la santé et sa capacité d'appropriation de mesures au départ initiées par l'État, dans le cadre du Programme national de lutte contre la cécité. L'appropriation communautaire est incontestablement un facteur crucial de réussite de ce programme et de son volet trachome, sans négliger pour autant le rôle de l'État.

Évaluation et perspectives à long terme

Quelles sont les méthodes de surveillance les plus adéquates pour guider la lutte contre le trachome ?

La question soulève deux problèmes, celui du choix des indicateurs de surveillance et celui du choix des échantillons de population, qui permettront un suivi de qualité.

Il n'existe aucun indicateur idéal pour apprécier l'efficacité et assurer le suivi d'un programme de lutte contre le trachome. Il est cependant essentiel que les différents utilisateurs disposent des mêmes indicateurs, pour faciliter les comparaisons. L'Organisation mondiale de la santé a recommandé de recourir à plusieurs indicateurs d'efficacité et d'activité, dont certains sont déjà utilisés dans des programmes en Afrique de l'Ouest. Les définitions peuvent encore évoluer, en particulier pour les indicateurs de suivi.

Indicateurs d'efficacité

■ Prévalence du trachome folliculaire (TF) chez les enfants âgés de plus d'un an et de moins de dix ans. Le TF est préférable au trachome inflammatoire car plus facile à identifier par le personnel sur le terrain.

■ Prévalence du trichiasis (TT non opéré ou ayant récidivé après opération, chez les adultes des deux sexes âgés de 40 ans et plus).

■ Les cicatrices (TS) pourraient représenter un indicateur intéressant, mais ce stade est le plus difficile à caractériser pour un examinateur peu expérimenté.

■ Les opacités cornéennes (CO), faciles à reconnaître, sont peu spécifiques puisqu'elles peuvent relever d'autres causes que le trachome.

■ Pourcentage d'enfants avec un visage propre en connaissant les biais d'une telle estimation (comment observer les enfants par surprise ?).

Indicateurs d'activité

Il est plus difficile de définir des indicateurs de suivi d'un programme. Les définitions de l'OMS sont encore changeantes, comme le sont celles des ONG engagées dans la lutte contre le trachome. Les indicateurs actuellement utilisés se déclinent pour chacune des composantes de la stratégie CHANCE.

Chirurgie

Trois indicateurs peuvent être retenus :

- le nombre d'interventions de l'année précédente,
- la couverture chirurgicale du trichiasis : TT opérés/TT opérés + nombre de trichiasis en attente d'intervention,
- le pourcentage de récidives au cours du temps, qui est un indicateur de la qualité de la chirurgie.

Antibiothérapie

Deux indicateurs peuvent être retenus :

- le nombre de personnes traitées l'année précédente,
- la couverture antibiotique : nombre de personnes traitées/nombre de personnes éligibles et ciblées pour le traitement.

Hygiène et propreté du visage

L'indicateur retenu est le pourcentage de villages où plus de 80 % des enfants ont un visage propre.

Changement de l'environnement

Il n'y a pas de consensus pour ces indicateurs, mais deux pourraient être proposés :

- le pourcentage de la population ayant accès à l'eau à moins de trente minutes de marche, ou à moins d'un kilomètre,
- le pourcentage de concessions équipées de latrines fonctionnelles.

L'échantillonnage des populations

Il existe plusieurs méthodes d'échantillonnage : le choix dépend des objectifs et des ressources de chaque programme. Il est possible d'examiner :

- tous les individus d'un échantillon de villages tirés au sort ;
- tous les individus d'un échantillon de concessions tirées au sort ;

■ tous les enfants âgés de un à dix ans, et tous les adultes de plus de 40 ans d'un échantillon de villages ou de concessions tirés au sort.

Au départ, l'unité géographique qui apparaît la plus adéquate est celle du district sanitaire (le cercle au Mali). Lorsque la prévalence du trachome folliculaire chez les enfants diminue et qu'il faut changer de stratégie de distribution d'antibiotique, il est recommandé de passer à un niveau géographique plus fin comme l'aire de santé.

La méthode d'évaluation rapide du trachome de l'OMS

Elle consiste à examiner 50 enfants dans les familles les plus pauvres. L'enquêteur demande aussi s'il y a des cas de trichiasis dans le village. Il apprécie également le nombre de latrines et la présence de mouches. Cette méthode est utile pour repérer les zones d'endémie trachomateuse. Elle n'a pas été élaborée pour établir une prévalence ni pour suivre un programme.

Conclusions et recommandations

Il n'y a pas d'indicateurs parfaits, mais il est important que tous les pays engagés dans la lutte contre le trachome disposent d'un minimum d'indicateurs communs pour comparer l'évolution de leurs programmes. Ce corpus commun est aussi utile pour les organisations qui interviennent dans plusieurs pays.

Les programmes nationaux et les ONG peuvent, en plus de ces indicateurs, en développer d'autres qui correspondent à leurs propres besoins de gestion de programme. Mais il est préférable de ne pas multiplier les indicateurs. Au cours des cinq années à venir, de 2005 à 2009, les indicateurs seront revus annuellement pour adapter les objectifs au cours de l'année qui suit, en gardant en mémoire le cap, pas si lointain, de l'an 2020.

Les systèmes d'information géographique (SIG) peuvent-ils être utiles dans la lutte contre le trachome ?

Les SIG

Les systèmes d'information géographiques (SIG) sont de plus en plus utilisés par les planificateurs de la santé pour visualiser la répartition d'une maladie, et mieux comprendre son épidémiologie, notamment en mettant en évidence les relations entre prévalence d'une maladie, populations, infrastructures et ressources d'un pays. Cet instrument permet d'évaluer la situation épidémiologique d'une affection et d'en suivre l'évolution, et constitue un outil précieux d'aide à la décision. Il faut certes prévoir des investissements pour actualiser le système, mais de plus en plus de financements sont disponibles dans ce domaine, notamment pour diminuer la « fracture numérique » entre Nord et Sud.

Dès leur création, les SIG ont séduit et même fasciné les chercheurs et les décideurs. Ils font en effet appel à des technologies de pointe issues de la recherche spatiale et permettent d'illustrer de façon simple et intuitive des problématiques complexes.

Ils se sont révélés déjà utiles pour suivre l'élimination d'une maladie comme le ver de Guinée, pour reporter les cas cliniques sur les cartes en fonction des points d'eau et diriger la recherche des dernières contaminations. Pour des maladies plus complexes comme le paludisme, ils représentent pour le moment un outil de recherche.

Jusqu'à ces dernières années, les SIG avaient essuyé des reproches fondés. Les SIG existants en santé publique nécessitaient des logiciels compliqués et coûteux ne pouvant être maniés efficacement que par des spécialistes appelés à se recycler fréquemment. Après un brillant départ, ils n'étaient le plus souvent pas alimentés régulièrement en données et les cartes laborieusement élaborées devenaient vite obsolètes. De plus, il n'existait bien souvent pas de liens suffisants entre la périphérie où étaient recueillies les données, et le centre qui les utilisait.

Depuis cinq ans ont eu lieu des changements considérables dans le sens d'une simplification de tout le processus. Un certain nombre de logiciels simplifiés possèdent désormais des interfaces conviviales. Il existe de plus en plus de bases de données géographiques, souvent gratuites, accessibles et utilisables par les pays pour leurs programmes de santé. Le SIG est aussi devenu moins consommateur de temps qu'auparavant. L'entrée des données peut souvent se faire simplement au moyen d'un ordinateur de poche connecté au GPS. L'analyse peut se faire parfois instantanément grâce à l'interface du logiciel.

La mise à disposition par l'OMS d'Health Map, logiciel de cartographie simple d'usage et adapté aux conditions de terrain des pays les plus difficiles, a permis l'adoption des SIG par de nombreux ministères de la Santé et jeté les bases d'un partenariat efficace entre les États, l'OMS et de nombreuses organisations agissant dans le domaine de la santé.

Intérêt des SIG dans la lutte contre le trachome

Les gestionnaires des programmes trachome sont confrontés à la question de leur utilisation dans un proche avenir.

Le trachome est un candidat idéal pour bénéficier du SIG : il s'agit d'une maladie pour laquelle il existe un programme d'élimination, une collecte des données par les ministères et/ou les partenaires dans la plupart des pays d'endémie et où la planification des actions est indispensable afin d'utiliser au mieux des ressources limitées.

Aujourd'hui cependant, le SIG n'est pas encore devenu pour les pays concernés un outil de base utilisé au quotidien, du fait de la complexité de la plupart des systèmes et des besoins en formations spécifiques des directeurs de programmes et des utilisateurs qui doivent nourrir le système en données.

Pour le trachome, l'utilité des SIG pourrait être multiple :

- le SIG permet de rassembler les données épidémiologiques acquises lors de différentes enquêtes, de les normaliser et de les mettre à la disposition des ministères de la Santé ;
- il permet de produire des cartes par région, cercle et commune, et informe sur les niveaux d'endémicité, sur les niveaux de performance des différents volets de la lutte, au fur et à mesure du déroulement du programme ;
- cette base, en partie à construire, permettrait de classer chaque cercle entre différentes catégories de prévalence, de très faible à forte. La classification pourrait être réalisée sur la base de sondages aléatoires ;
- au moment de la planification, le SIG pourrait illustrer la corrélation éventuelle entre la répartition et l'état des points d'eau, pour lequel existent des bases de données au Mali, et les poches de trachome.

Une structure nationale au niveau du ministère de la Santé pourrait centraliser les données collectées au niveau du district et recueillies au moyen d'un ordinateur de poche. Leur agrégation fournirait une large base de données utile pour la planification des interventions.

Les quatre composantes de la stratégie CHANCE peuvent bénéficier d'un tel outil.

■ Un registre de suivi des interventions de trichiasis pourrait être mis en place et recenser de façon exhaustive les interventions et leurs résultats.

■ Un SIG pourrait permettre de piloter la distribution d'antibiotiques en fonction des prévalences du trachome actif des enfants des districts, de suivre dans ces districts les campagnes de traitement de masse et de gérer les stocks de médicaments.

■ Le pourcentage de visages propres des enfants, élément de suivi des progrès de l'hygiène, pourrait facilement être recueilli au moyen d'un tel système.

■ Le positionnement sur une carte des équipements hydrauliques, des structures sanitaires et des intervenants peut faciliter la coordination spatiale et temporelle des activités.

Il est aussi possible avec un tel instrument de visualiser et suivre dans le temps un certain nombre de sites sentinelles où des informations plus complètes seraient recueillies à intervalles réguliers.

Les données collectées sur le trachome pourraient être partagées avec d'autres programmes de coopération internationale qui interviennent dans le domaine de l'hygiène et de l'assainissement. Il est souhaitable de partager un maximum de données sanitaires et de mutualiser les moyens de les recueillir.

Conclusions et recommandations

Les SIG, aujourd'hui mieux adaptés à l'utilisation en santé publique, ne sont pas encore utilisés en routine dans les programmes de lutte contre la cécité et le trachome mais pourraient être dans un proche avenir des outils précieux d'aide à la décision et de suivi. Les supports techniques sont au point et les ressources humaines mobilisables. Les cartes produites faciliteront la coopération des différents intervenants au niveau local, national et aussi international.

Avant de décider de son emploi, il faut prévoir la formation du personnel utilisateur. Bien que les logiciels puissent être gratuits pour les pays, les SIG demeurent parfois un outil trop cher. La collaboration des différents intervenants n'étant pas assurée au départ, il est important de la préparer avant de décider d'utiliser les SIG.

Quand faut-il débuter un programme de lutte et quand faut-il l'arrêter ?

À partir de quel niveau de prévalence de trachome actif faut-il lancer un programme de lutte par antibiothérapie au niveau d'une zone sanitaire ?

Pour répondre à cette question, il faut connaître la prévalence des infections oculaires à *Chlamydia*. La prévalence du trachome folliculaire (TF) chez les enfants âgés de 1 à 10 ans paraît un bon indicateur.

Jusqu'en 2003, le lancement d'un programme avec traitement de masse de toute la communauté était préconisé par l'OMS quand la prévalence du trachome inflammatoire dépassait 20 %. Entre 5 et 20 %, on pouvait se contenter de traiter les membres de la communauté à haut risque de trachome (tous les enfants ou bien les enfants avec un trachome actif et leurs familles). Au-dessous de 5 %, un traitement individuel au cas par cas suffisait.

Depuis 2003, le traitement de masse est recommandé à partir d'une prévalence de trachome folliculaire de 10 % chez les enfants.

Quand faut-il arrêter un programme de lutte par antibiothérapie au niveau d'une zone sanitaire ?

La réponse est à la fois cruciale et difficile et dépend de deux éléments inconnus :

- existe-t-il un seuil de prévalence du trachome actif qui, une fois atteint, fait que la maladie ne reparaîtra jamais plus ?
- quel est l'impact à long terme des programmes portant sur l'hygiène et l'environnement ? Suffiront-ils à empêcher le retour de l'infection, après arrêt des antibiotiques ?

L'OMS recommande comme critère d'élimination du trachome en tant que problème de santé publique la chute de la prévalence du trachome folliculaire (TF) au-dessous de 5 % chez les enfants, elle considère en effet que la transmission du trachome est alors virtuellement interrompue.

Elle recommande comme critère d'élimination du trachome cécitant une prévalence du trichiasis (TT) inférieure à un pour mille dans la population générale (tabl. 1).

Tableau 1 – Critère d'élimination du trachome actif et cécitant	
Élimination du trachome actif en tant que problème de santé publique	Prévalence du trachome folliculaire < 5 % chez les enfants âgés de 1 à 10 ans
Élimination du trachome cécitant	Prévalence du trichiasis < 0,1 % sur l'ensemble de la population

Ces recommandations reposent plus sur l'opinion concordante des experts de l'OMS que sur des études publiées. Celles-ci apportent néanmoins un certain nombre d'informations. L'antibiothérapie agit plus sur la réduction de l'infection bactérienne (disparition des germes lors des examens de laboratoire) que sur l'infection clinique. Après traitements itératifs, on peut retrouver, par exemple, encore 5 % de cas cliniques, mais le laboratoire ne détecte plus d'infection. Il est donc possible qu'il subsiste des *Chlamydia* mais elles sont indétectables par les techniques actuelles, même les plus sensibles, et ne constituent vraisemblablement pas un risque de contagion important. C'est pour cette raison qu'il serait souhaitable de choisir la PCR comme technique de référence mais il demeure plus réaliste pour le moment de s'appuyer sur l'examen clinique.

Des Objectifs ultimes d'intervention (« OUI »)

Tirant parti de l'expérience acquise dans la lutte contre l'onchocercose et le ver de Guinée, un groupe de scientifiques a défini lors d'une réunion scientifique de l'OMS à Genève en août 2003 des « Objectifs ultimes d'intervention » (« OUI »), qui indiquent l'objectif à atteindre pour chacune des composantes de la stratégie CHANCE afin d'éliminer le trachome cécitant. L'idée de ces objectifs a été dictée par un souci d'aide à la planification.

Ces objectifs sont en effet prévus pour se décliner en objectifs annuels d'interventions dans une programmation à moyen et long terme. Ils sont à calculer par chaque pays en fonction des besoins estimés à partir des données épidémiologiques et en tenant compte des services de soins disponibles. Ils sont réévalués et modifiés régulièrement au cours du temps.

Par exemple pour la chirurgie, pour obtenir en fin de programme moins d'un cas pour mille de trichiasis dans la population générale, objectif prévu par l'OMS, il est nécessaire d'opérer un certain nombre de personnes. Pour établir ce chiffre, il faut connaître la prévalence de départ dans l'unité géographique de base (le district). L'objectif est ensuite décliné en objectifs annuels, un certain pourcentage du nombre de personnes à opérer est proposé compte tenu des conditions du terrain.

L'objectif doit être réaliste, ni trop ambitieux, ni trop modeste, de façon à avoir de sérieuses chances d'être atteint, tout en suscitant l'émulation.

Pour l'antibiothérapie, en visant à long terme une prévalence de 5 % de trachome folliculaire chez les enfants (fin de la transmission), le nombre de personnes à traiter est estimé et décliné annuellement, en fonction de la prévalence de l'affection dans chaque district, en précisant les modalités de la distribution (de masse, ciblée, individuelle) et le nombre de distributions nécessaires. Ces estimations tiennent évidemment compte des données démographiques et des équipes disponibles sur le terrain.

Ces objectifs, en cours d'adoption, devraient permettre d'avoir une idée précise des progrès accomplis et des tâches subsistantes, en gardant présent à l'esprit l'objectif couronnant l'entreprise.

Y A-T-IL UN MODÈLE MATHÉMATIQUE PERMETTANT DE PRÉDIRE L'ÉLIMINATION DU TRACHOME CÉCITANT D'ICI 2020 ?

La modélisation mathématique du trachome est complexe puisqu'elle fait intervenir de très nombreux facteurs non maîtrisés. Les dynamiques de la contamination, de la guérison, de l'immunité sont fort mal connues. Par ailleurs, les impacts des interventions, en particulier dans le domaine de l'hygiène et de l'environnement, ont fait l'objet de peu d'études quantitatives.

La modélisation de l'antibiothérapie

La seule composante de la stratégie CHANCE qui ait fait l'objet d'une modélisation mathématique est l'antibiothérapie, il est vrai la plus simple à modéliser.

Peut-on estimer par un calcul la fréquence des distributions nécessaires pour éliminer l'infection ?

Un modèle mathématique relativement simple construit par Lietman montre que des campagnes régulières de distribution de masse des antibiotiques pourraient éliminer à terme les *Chlamydia* oculaires. Une telle élimination ne peut survenir que si :

- le taux de couverture de la population est élevé (supérieur à 80 %) ;
- la fréquence des distributions est suffisante.

La fréquence de la distribution dépend de la dynamique de la remontée de la prévalence du trachome après le traitement, qui est elle-même fonction de la prévalence de départ. L'élément de calcul essentiel est le temps qu'il faut pour que la prévalence double. Il a été estimé en colligeant plusieurs études d'intervention. Selon Lietman, la fréquence souhaitable de la distribution dépend de la prévalence du trachome actif chez les enfants.

- Dans les zones où la prévalence dépasse 50 % comme en Tanzanie, la distribution devrait avoir lieu deux fois par an, sous réserve que la couverture soit d'au moins 80 % (fig. 3 et 4).
- Dans les zones où la prévalence du trachome actif est comprise entre 10 et 50 %, une distribution tous les ans peut suffire.

Figure 3
Impact d'une distribution annuelle en zone de forte prévalence du trachome

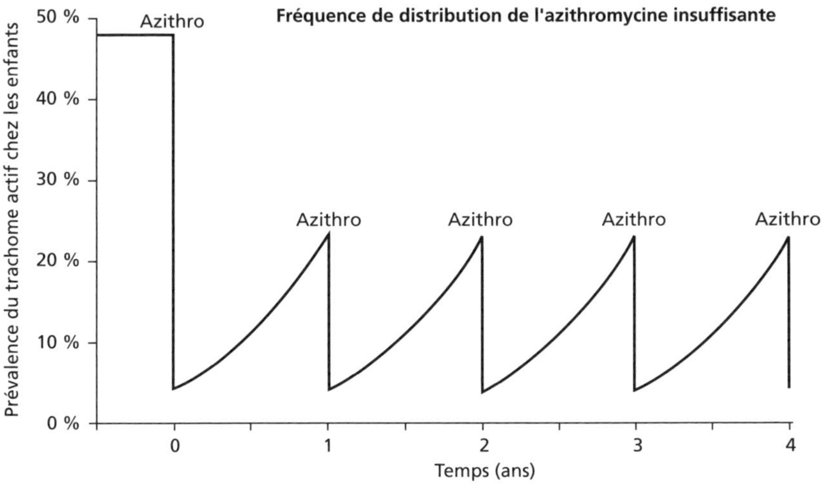

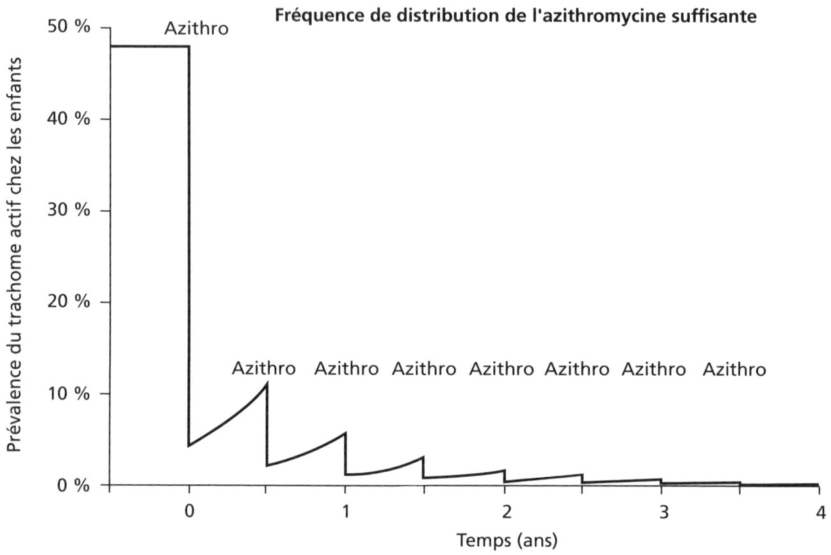

Figure 4
Impact d'une distribution biannuelle en zone de forte prévalence du trachome

C'est ainsi que, si la prévalence de départ est très élevée, un traitement annuel peut ne pas éliminer l'infection qui rebondit dans les intervalles des traitements. À l'arrêt de la distribution, la prévalence revient à son niveau initial (fig. 3). Si les traitements sont plus fréquents, par exemple deux fois par an, et si la couverture globale est suffisante, l'élimination peut être atteinte (fig. 4).

Combien de fois traiter ?

On peut spéculer sur la possibilité qu'une campagne de masse unique abaisse définitivement le taux d'infection à un seuil si bas que la maladie ne se réinstalle jamais. C'est ce qu'on peut appeler le « seuil magique », par référence à l'espoir des « *magic shots* » dans l'histoire des épidémies (fig. 5).

Cependant, il est plus vraisemblable qu'en l'absence de mesures portant sur l'hygiène et l'environnement, toutes choses égales par ailleurs, l'infection reviendra peu à peu à son niveau initial (fig. 6), dès lors qu'on arrête l'antibiotique.

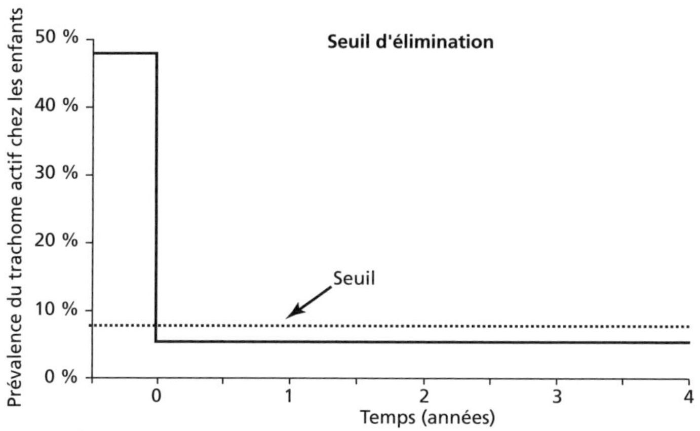

Figure 5

Impact théorique d'un « *magic shot* » (administration unique miracle) sur le seuil d'élimination

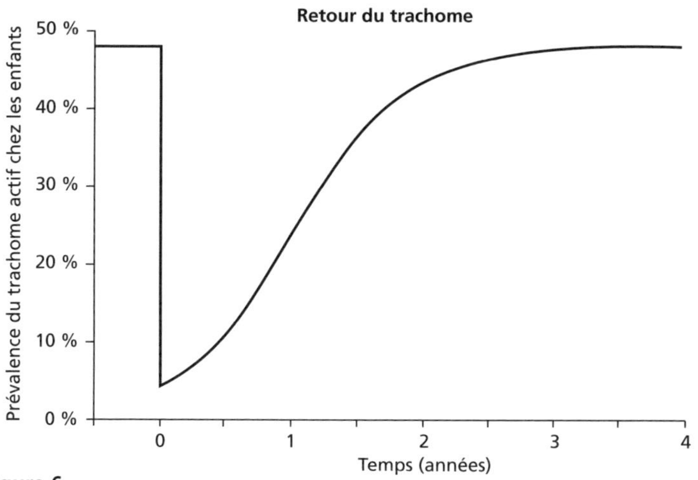

Figure 6

Impact probable d'une injection unique

L'expérience acquise au Maroc ou en Tanzanie montre qu'il n'est pas réaliste de contrôler la maladie avec une seule distribution et que des résultats satisfaisants n'ont pu être obtenus qu'avec au moins trois passages.

Un modèle doit aussi prendre en compte la population cible de l'antibiothérapie. Si l'on ne traite que les enfants, il est probable qu'il faudra renouveler l'opération plus souvent que si on l'appliquait à toute la population.

Difficulté de modéliser les effets de la stratégie CHANCE

En effet, on ne dispose que de peu de données sur l'impact à long terme, sur la prévalence du trachome, de l'antibiothérapie de masse, et surtout sur les effets à long terme des composantes « nettoyage du visage » et « assainissement » de l'environnement.

Il est très difficile de quantifier le nettoyage du visage et de l'introduire dans un modèle mathématique.

Il est aussi difficile de quantifier le contrôle des mouches.

Si les mesures d'hygiène et d'assainissement avaient des effets aisément mesurables, on pourrait utiliser des modèles mathématiques pour estimer la réduction possible de l'antibiothérapie de masse. Par exemple, si l'hygiène seule pouvait faire passer la prévalence du trachome actif de 30 à 15 %, on pourrait se contenter d'une distribution d'antibiotiques tous les deux ans au lieu de tous les ans.

La vraie question est : le trachome pourrait-il disparaître hors antibiothérapie comme en Europe de l'Ouest ?

Comment introduire les autres éléments de CHANCE dans le modèle pour décider du seuil d'arrêt de l'antibiothérapie ?

La tendance séculaire à l'élimination du trachome se poursuit dans d'autres régions du monde affectées par le trachome. Ainsi entre 1957 et 1987, en Gambie, au Malawi, ainsi qu'au Népal, la prévalence du trachome actif a régulièrement décru, en dehors de tout programme de lutte spécifique. Ce déclin est largement attribué par les chercheurs à des facteurs socioéconomiques généraux. Mais faut-il attendre l'aboutissement d'un processus historique ?

L'élimination du trachome cécitant en 2020

Même si l'élimination du trachome actif était réalisée, les cas de trachome cicatriciel et les trichiasis existants pourraient encore conduire à la cécité pendant un certain temps. Une génération doit passer au moins avant que la cécité due au trachome soit effectivement éliminée.

Il y a eu peu de tentatives pour modéliser, après interruption de la transmission par *C. trachomatis*, l'évolution vers la cécité des anciennes infections à *Chlamydia*. S'il est possible d'estimer le temps de progression des cicatrices vers le trichiasis et du trichiasis vers la cécité par opacité cornéenne, personne ne sait comment le trachome cicatriciel se comportera en l'absence de réinfections. Il est possible que sa progression soit moins rapide. Des questions identiques se posent pour l'évolution spontanée du trichiasis, en l'absence de réinfection. Deux études cliniques en cours portent précisément sur cette question.

Il devrait bientôt être possible d'estimer avec précision la vitesse de progression à long terme du trachome cicatriciel comme le taux d'échecs de la chirurgie. Dès lors, un modèle mathématique essayant de tenir compte de tous les facteurs y compris économiques et estimant le temps nécessaire pour éliminer le trachome cécitant, pourrait voir le jour.

Conclusion

Une certaine résignation a longtemps caractérisé la gestion des maladies qui conduisent à la cécité dans les pays les plus pauvres, où les maladies chroniques tendent à prendre la figure d'un destin inéluctable. Elle était compensée par l'espérance que l'histoire allait dans le sens de l'atténuation d'un fléau ancien. Parmi ces maladies, le trachome, mal identifié par les populations mais bien connu des médecins, apparaissait comme une séquelle du passé, appelée à disparaître spontanément. L'expertise confirme qu'une telle attitude attentiste n'est plus aujourd'hui de mise. Elle recommande une politique volontariste de lutte, de façon à obtenir en une génération ce qui pourrait en demander plusieurs.

Les conséquences économiques du trachome sont certes difficiles à chiffrer en termes monétaires avec la précision désirable, mais il affecte de très nombreuses populations et le vieillissement de la population africaine va encore accroître le nombre d'aveugles, créant une charge supplémentaire pour la collectivité. Les adultes frappés de cécité à plus de quarante ans représentent une catégorie d'actifs privés prématurément de leur autonomie. Du fait du caractère tardif de la cécité, ils n'ont pas précocement développé d'adaptation au handicap ni fait l'apprentissage de métiers compatibles avec leur infirmité.

La lutte contre la pauvreté, mère de tous les maux, est à l'ordre du jour. Un moyen indirect de lutter contre elle est de l'aborder par le biais de maladies qui comme les cécités d'origine infectieuse, sont à la fois cause et conséquence d'appauvrissement. Les économistes modernes ont découvert ou redécouvert que la pauvreté ne se définit pas seulement par le niveau monétaire disponible, mais par un habitus, des conditions de vie, une marginalisation, une désespérance. La lutte contre la cécité, en visant tous ces facteurs, atteint le noyau de la pauvreté plus sûrement que l'élévation du PNB et concrétise ce que l'OMS avait formulé en 1949, de façon visionnaire, comme un « droit à la santé » dans tous les sens du terme.

La lutte contre le trachome ne se borne pas à reproduire mécaniquement une stratégie impulsée d'en haut. Décider, c'est non seulement choisir un parti entre plusieurs éventualités, mais inventer une solution originale. Ayant en mémoire l'abandon de plusieurs tentatives d'éradication des maladies, qui pivotaient autour d'un moyen unique supposé radical, la préférence des experts est allée à une stratégie plus complexe, mélange de répétition et d'inédit, impliquant à la fois les États et les populations, des mesures médicales et techniques, et des mesures sociales et environnementales. La stratégie CHANCE est une expérience intéressante parce qu'elle intègre éclectiquement le technique et le social, le politique et le communautaire. Avec la difficulté de garder l'équilibre entre les deux, il est toujours tentant de privilégier la distribution large d'antibiotiques et la chirurgie, apparemment plus faciles à mettre en œuvre par simple décision gouvernementale.

L'Alliance pour l'élimination du trachome cécitant a proposé une telle stratégie sans cependant fixer les termes de sa composition avec précision, ce qui laisse aux gouvernements la latitude d'ajuster les termes d'une politique. Les experts, de leur côté, se sont efforcés de pondérer les composantes d'un pari qui apparaît raisonnable. Bref, la lutte contre le trachome en Afrique subsaharienne a pour elle des « chances » bien réelles. Le devenir du trachome constitue donc à tous égards une expérience cruciale dans l'histoire de la santé publique internationale.

La stratégie d'élimination du trachome cécitant ne passe donc pas par le recours exclusif à une seule mesure. Entre l'approche médico-chirurgicale de caractère technique et l'approche écologique et politique, les experts n'ont pas non plus voulu trancher. L'épidémiologie, aboutissement d'une longue tradition de recherche, permet de cerner assez bien les composantes de l'affection. Il est logique, même si ce n'est pas toujours concrètement facile, d'agir simultanément sur l'accès à l'eau, les comportements quotidiens, l'enseignement à l'école, l'amélioration de l'environnement... Cependant ces approches, géométriquement compatibles dans le projet d'ensemble, sont appelées à se déployer dans la durée selon des temps bien différents.

L'antibiothérapie est apparue un temps comme une solution miracle à court terme, mais nous en connaissons aujourd'hui les aléas et les limites.

Moins spectaculaire que celle de la cataracte, la chirurgie du trachome prévient un pourcentage important de cécités.

L'amélioration de l'accès à l'eau est susceptible sur un plus long terme d'entraîner des transformations de l'hygiène privée et publique. Les modifications de comportement ne portent tous leurs effets que très progressivement, et leurs effets bienfaisants les enracinent alors dans les mœurs. L'action contre le trachome devrait retentir sur bien d'autres affections liées à l'eau et en particulier les diarrhées de l'enfance, les infections respiratoires et les parasitoses intestinales.

Enfin, l'assainissement du milieu, toujours en retard sur les ouvrages hydrauliques, est susceptible de relayer et majorer les effets obtenus et de pérenniser le déclin de l'affection, en dehors de toute antibiothérapie.

La mise en place d'un ensemble de mesures discrètes et porteuses de bien-être dans les sociétés devrait faire évoluer les conditions de vie qui permettent la survivance à bas bruit de l'affection. La stratégie proposée compte ainsi sur la convergence positive de plusieurs facteurs. Il s'agit d'une révolution silencieuse qui ne représente qu'à certains égards la répétition de ce qui s'est passé dans le reste du monde.

La lutte contre une maladie d'arrière-garde, une maladie un peu oubliée, est ainsi susceptible de se transformer en une lutte d'avant-garde, pour atténuer les souffrances des populations et augmenter leur bien-être quotidien. L'aboutissement du programme représente un test de la capacité des gouvernements à améliorer les conditions de vie de leurs compatriotes et de la capacité de ces derniers à faire entendre leurs demandes et à les voir aboutir. La lutte contre le trachome symbolise, si elle réussit, un nouveau type d'action, plus proche des questions et réponses des communautés locales, si souvent interpellées par les politiques de santé publiques et si souvent absentes de leur conduite et de leur évaluation sur le terrain.

L'expertise déborde à bien des égards la seule question du trachome. Elle touche à deux grands problèmes de l'Afrique de l'Ouest et du monde moderne.

Le premier est l'amélioration du fonctionnement des structures de santé existantes.

Ces structures font aujourd'hui l'objet d'une évaluation critique. Depuis la création d'hôpitaux modernes, en passant par l'implantation universelle d'unités de soins de santé primaires jusqu'à la privatisation-mise en concurrence des centres, bien des formules se sont succédé au cours des trois dernières décennies. Il existe actuellement une crise de confiance en partie liée à l'insuffisance des salaires et à la dureté des temps, qui a rendu difficiles et frustrants les rapports entre soignants et malades. Le comportement des soignants vis-à-vis de la population, les attentes non satisfaites de la population sont aussi en cause. Aujourd'hui, l'heure est venue d'une revitalisation des structures existantes, qui passe par l'appréciation plus exacte des ressources humaines, déterminantes à l'ère du progrès technique et bien souvent facteurs limitants de toute amélioration. Point de remède miracle non plus dans ce domaine, mais un effort nécessaire pour penser concrètement la réalisation des tâches envisagées.

Le programme contre la cécité peut être l'occasion d'une transformation en profondeur des relations des malades et des professionnels de santé. La recherche de follicules trachomateux sur le revers de la paupière peut avoir un sens communicable au patient, cependant que la prévention de la cécité confère au soignant une évidente dignité, surtout si elle s'associe à un traitement efficace. Dépistage et traitement du trachome ne sont pas que des gestes techniques. Une vérification de l'état oculaire est un signe de connivence avec la communauté et non la simple affirmation d'un pouvoir ou d'un savoir non partagé.

La deuxième question du monde actuel, à laquelle touche l'expertise, est celle de la décentralisation prônée par les organisations internationales, qui répond aussi à un souhait de démocratisation des populations. Le dépistage des infections oculaires comme la distribution d'antibiotiques est de la responsabilité de la commune, et illustre la mise en place de la réforme. Il reste néanmoins du ressort et de la prérogative de l'État de réaliser le meilleur schéma d'ensemble et d'en assurer le fonctionnement, en utilisant au mieux les compétences, en choisissant les régions d'intervention, en analysant les expériences au fur et à mesure, dans tous leurs aspects, positifs et négatifs, et en modifiant la stratégie au vu de l'évolution de la maladie.

Comment tenir fermement les deux bouts de la chaîne, l'initiative communale et l'engagement étatique ? L'expertise Trachome est un exercice de réflexion sur l'équilibre à trouver entre la décentralisation en cours et l'État décideur, en possession du maximum de données, et en mesure de négocier avec les partenaires de la scène internationale, notamment les ONG, afin qu'elles déploient une efficacité maximale sans s'autonomiser de manière anarchique et dispendieuse.

Par sa contribution à la réflexion sur une meilleure utilisation des ressources humaines au sein des systèmes de santé comme sur l'équilibre entre

État et communes, entre États et ONG, l'expertise Trachome est ainsi résolument moderne. L'avenir proche dira si le déroulement de l'histoire se conforme à ce que les experts projetaient, sur la base de connaissances par définition toujours en cours de révision.

L'expertise collégiale ne portera pas seulement des effets étagés dans la durée, elle les déploiera aussi dans l'espace. Le plan embraiera zone par zone en portant attention à la diversité des terroirs dont les rédacteurs du rapport de synthèse n'ont pu suffisamment tenir compte. Les « poches de trachome » mettront à l'épreuve la diversité des conditions de ce que les anciens auteurs appelaient le « nid » de l'infection : conditions climatiques, démographiques, économiques... En progressant d'une région à l'autre, la réalisation du programme rencontrera des obstacles ou des facteurs favorisants qui seront les uns et les autres instructifs. Ce sera la troisième dimension de l'expertise, géographique celle-là. Le mouvement d'expansion du programme devrait se poursuivre dans d'autres pays que le Mali, dans la sous-région en Afrique de l'Ouest et au-delà sur tout le continent africain, où les pays pourraient bénéficier de la variété des expériences maliennes et de l'impulsion du modèle. L'amélioration de la santé par prévention de certaines cécités et des conjonctivites de l'enfance sera ainsi une contribution tout à la fois symbolique et concrète au développement de pays où le trachome sévit encore.

Message daté et cependant évolutif qui va être bientôt confronté aux réalités biologiques, politiques et sociales, elles aussi en devenir, au Mali et ailleurs, l'expertise n'est pas une bouteille à la mer, mais un produit robuste doué d'une vie propre. Ses auteurs, loin de considérer qu'ils se sont acquittés de leur tâche, espèrent en suivre les effets et attendent la seule expertise qui compte, celle du temps.

Annexes

Cahier des charges de l'expertise collégiale

ÉPIDÉMIOLOGIE

Question 1

« Comment identifier les sujets ou communautés à risque de trachome et ses complications cécitantes ? (facteurs de risque, répartition géographique des risques, comportements à risque, marqueurs de risque) ? »

Question 2

« Quel est le rôle du couple « mère-enfant » dans la transmission du trachome ? Comment la primo-infection apparaît chez le petit enfant : comment réduire ou éviter ce mode de contamination ? »

Question 3

« Quels sont les modèles épidémiologiques permettant de prédire l'élimination du trachome cécitant d'ici 2020 ? »

Question 4

« Comment évaluer le taux de cécité évitable par cure de trichiasis ? »

Question 5

« Comment évaluer l'efficacité de l'azithromycine ? (méthodes d'évaluation, expériences documentées, efficacité en santé publique à court et à long terme) »

Question 6

« Quels sont les effets, positifs et négatifs, d'une antibiothérapie distribuée de façon extensive, sur les autres pathologies et sur l'état de santé des populations qui y sont soumises ? »

Question 7

« Quelles sont les méthodes de surveillance les plus adéquates pour guider la lutte contre le trachome ? »

Question 8

« Quels sont les seuils d'intervention et les seuils de guérison ? »

« Quels seront les rôles, à moyen et long termes, des Systèmes d'information géographiques (SIG) ? »

Sciences sociales et hygiène

Question 9

« Le trachome présent avant la Dernière Guerre mondiale dans de très nombreux pays du Nord ou du Sud a disparu de ces pays. Quels sont les déterminants historiques, sociaux, culturels et médicaux expliquant cette disparition et sa persistance dans d'autres pays ? »

Question 10

« Y a-t-il des exemples où la cécité due au trachome ait disparu dans les zones d'endémie sans qu'il y ait eu une amélioration significative du niveau socio-économique ? »

Question 11

« Quelles sont les représentations du trachome et y a-t-il pour les populations un lien entre conjonctivite et trichiasis ? »

Question 12

« Comment guider les tradipraticiens pour qu'ils jouent un rôle dans les changements de comportement, notamment du couple mère-enfant ? »

Question 13

« Comment mobiliser la société, notamment les femmes, dans la lutte contre le trachome ? »

Question 14

« La réduction du trachome cécitant peut-elle être utilisée comme un indicateur de développement dans les zones d'endémie ? »

Question 15

« Quelles sont les conséquences économiques du trachome et quel est l'impact économique des interventions dans ce domaine ? »

Question 16

« L'enseignement de l'hygiène et son application au sein des écoles peuvent-ils contribuer à améliorer l'hygiène dans les familles et le village ? »

Question 17

« Comment la mise à disposition de l'eau peut-elle améliorer la protection contre le trachome ? (quantité, qualité, proximité, mode d'utilisation) »

Question 18

« Quelles sont les mesures d'hygiène générales les plus pertinentes pour prévenir le trachome ? »

Question 19

« Que peut-on attendre de l'assainissement et du contrôle des mouches dans la prévention du trachome ? »

Stratégies de lutte

Question 20

« Quand et comment opérer le trichiasis (indications, qualité, délégation, taux de couverture, stratégie) ? »

Question 21

« Y a-t-il des substances traditionnelles utilisées dans les affections oculaires qui sont actives contre le trachome ? Quel est l'impact des pratiques traditionnelles sur l'évolution du trachome ? »

Question 22

« Quelles stratégies nationales faut-il développer pour rendre l'azithromycine accessible et comment assurer la pérennité de la distribution ? »

Question 23

« Quelles sont les conséquences d'une distribution de masse (référence au praziquantel et à l'ivermectine) sur le système de santé ? »

Question 24

« Quel est le risque de déviance d'utilisation de l'azithromycine pour d'autres affections et comment y parer ? »

Question 25

« Les composantes CH, A et N de la stratégie CHANCE peuvent-elles être intégrées dans le système de santé ? »

Question 26

« Existe-t-il des expériences de réussite de la stratégie CHANCE avec une appropriation de cette stratégie par la communauté ? »

« Y a-t-il des initiatives à base communautaire en vue de renforcer la lutte contre le trachome ? »

Présentation du collège d'experts

HUBERT BALIQUE
Maître de conférences – Praticien hospitalier
Faculté de médecine de Marseille
33, avenue Docteur Fleming
13500 Martigues

HUBERT BARENNES
Pédiatre
Institut francophone de médecine tropicale
BP 9519 – Vientiane – Laos PDR

MOHAMMED BENDECH AG
Nutritionniste
Helen Keller International
04 BP 8150
Ouagadougou

TOM LIETMAN
Professeur d'ophthalmologie
Fondation F.I. Proctor – Université de Californie
That Man May See, Inc.
10 Koret Way, Box 0352
San Francisco, CA 94143-0352

ANNE-MARIE MOULIN
Philosophe et médecin
CEDEJ
Consulat de France – 5 rue Al Fade – Le Caire – Égypte

Jeanne Orfila
Biologiste
Laboratoire de bactériologie-hygiène
Hôpital Nord – Place Victor Pauchet – 80054 Amiens cedex 1

Doulaye Sacko
Médecin
Coordinateur du Programme national de la lutte contre la cécité – PNLC
BP 228 – Bamako – Mali
Pnlc@datatech.toolnet.org

Jean-François Schémann
Médecin ophtalmologiste
IRD – UR24
911, Av. Agropolis – BP 64501 – 34394 Montpellier Cedex 5

Moussa Sissoko
Association Point Sud
Bamako – Mali

Mathias Some
Consultant International
01BP 6230 – Ouagadougou 01 – Burkina Faso

Amara Chérif Traoré
Pharmacien
Direction nationale de la pharmacie et du médicament
Bamako – Mali

Lamine Traoré
Chirurgien-ophtalmologue
Responsable du Département recherche et santé publique
Iota – B.P 248 – Bamako – Mali

PHILIPPE VINARD
Économiste de la santé
Société Alter Consultants,
Montpellier – France

SHEILA WEST
Professeur d'ophthalmologie
Johns Hopkins Medical Institutions
600 N Wolfe St – Baltimore MD, 21205 – USA

English version

Trachoma control in sub-saharan Africa

Scientific coordination
Anne-Marie Moulin, Jeanne Orfila,
Doulaye Sacko, Jean-François Schemann

Part One (synopsis and recommendations) is in printed form,
French version followed by English version.
Part Two (analytical papers) is on the enclosed CD-Rom.

IRD Éditions
INSTITUT DE RECHERCHE POUR LE DÉVELOPPEMENT
collection Expertise collégiale
Paris, 2006

Editorial preparation
Yolande Cavallazzi

Layout
Bill Production

Cover and inside artwork
Pierre Lopez

English translation
Peter Whitehead

Coordination
Département Expertise et Valorisation, IRD

Production progress chasing
Elisabeth Lorne

This expert group review was performed at the request of the Malian ministry of health and the *Institut d'ophtalmologie tropicale de l'Afrique* (IOTA), Bamako.

ISSN 1633-9924 / ISBN : 2-7099-1601-0

The panel of experts

CHAIRMAN

Jeanne ORFILA (Laboratoire de bactériologie-hygiène – Hôpital Nord Amiens)

VICE-CHAIRMAN

Doulaye SACKO (Programme national de la lutte contre la cécité – PNLC)

RAPPORTEUR

Anne-Marie MOULIN (CNRS)

COORDINATOR

Jean-François SCHÉMANN (IRD)

MEMBERS

Hubert BALIQUE (Faculté de médicine de Marseille)

Mohammed AG BENDECH (Helen Keller International)

Thomas LIETMAN (Fondation F.I. Proctor, université de Californie)

Moussa SISSOKO (Association Point Sud)

Mathias SOMÉ (International consultant)

Amara Chérif TRAORÉ
(Direction nationale de la pharmacie et du médicament, Mali)

Lamine TRAORE (IOTA)

Philippe VINARD (Société Alter Consultants)

Sheila WEST (Johns Hopkins Medical Institutions)

Proofreading: **Hubert BARENNES** (Institut francophone de médicine tropicale)

Contents

Acknowledgements 167

Abbreviations 169

Aims and methods of IRD expert group reviews 171

Introduction 175

■ *Part one*

Synopsis and Recommendations

General 181

What is trachoma? 182

An essentially clinical diagnosis 184

The laboratory used in research 185

Trachoma, a contagious disease 185

Several factors at the origin of trachoma 186

The history of trachoma in sub-Saharan Africa 186

The WHO Alliance for eliminating trachoma 187

The SAFE strategy 189

The elements of the SAFE strategy 191

The financial cost of trachoma and prospects for development 192

Assessment and outlook for the SAFE strategy 193

The Malian program in the world 193

Genesis of the synopsis 194

The lessons of history 196

Trachoma, an international infection 196

Trachoma, an affliction in Europe for half of the twentieth century 197

The different historical models for eliminating trachoma 198

Conclusions and recommendations 203

The experience of the populations 205

Popular conceptions of trachoma: the conjonctivitis/trichiasis link 205
Conceptions of trachoma in the cultures of West African countries 206
Infantile conjunctivitis, a minor illness 207
The conjunctivitis/trichiasis link is generally badly accepted 207
Conclusions and recommendations 208
Can traditional practitioners play a role in change of behavior, especially between mother and child? 208
Traditional practitioners, the relay between populations and modern health workers as regards hygiene? 209
Conclusions and recommendations 210
The impact of traditional substances on the evolution of trachoma 211
Natural substances used in traditional medicine in Mali 211
Medicines useful to explore? 212
But firstly, there must be no harm! 213
Conclusions and recommendations 213

The financial argument 215

Economic consequences of trachoma and economic impact of treatment 215
Cost-utility analyses 215
Cost-benefit analyses and research prospects 216
A social impact difficult to quantify 216
The economic impact and the cost of intervention 217
Conclusions and recommendations 218
Can the reduction in trachoma be used as an indicator of development in regions of endemic disease? 218
Conclusions and recommendations 219

Where should we intervene? 220

How can we identify persons or communities at risk from trachoma and its blinding complications? 220
Children, principal reservoir of infection 221
Can different immune reactions allow us to anticipate serious cases depending on the host? 221

A dirty face, strongly asssociated with active trachoma 222
The home and habitat 223
The environment 223
Socio-economic conditions 223
The geographical situation 223
Conclusions and recommendations 226

Means of action 227
Medico-surgical resources 227
When and how can we operate on trichiasis? 227
How can we evaluate the amount of blindness prevented by trichiasis operations? 231
Antibiotic therapy 231
Positive and negative effects of mass antibiotic therapy on other pathologies and on the health of the populations concerned 232
National strategies needed to make azithromycin available and ensure the permanence of distribution 234
What are the consequences of a mass distribution of azithromycin on the health system? 241
What is the danger of misappropriation of azithromycin? 243
How can we evaluate the effectiveness of azithromycin? 245
Work on the environment 246
Can hygiene education and its application in schools help to improve hygiene in the families and villages? 246
Can the availability of water improve protection against trachoma? 250
What can we expect from controlling flies in the prevention of trachoma? 253
What are the main hygiene and sanitation measures for combating trachoma? 255

People and organizations 261
What is the role of "mother and child" in the transmission of trachoma? How can we reduce or prevent this way of contamination? 261
Conclusions and recommendations 262

How can we mobilize society, especially women, in the war on trachoma? 262
Conclusions and recommendations 264
Can the components of the SAFE strategy be integrated in the health system and development prospects? 264
Trachoma control in Africa and especially in Mali 264
Current mobilization and the decentralization reform 265
How can the campaign be deployed in the community? 266
The organization for trachoma control 268
Training, essential for decentralization 269
Conclusions and recommendations 269
Experience of the SAFE strategy and adoption by the community 270
Conclusions and recommendations 270
Evaluation and long-term prospects 271
What are the most adequate surveillance methods for guiding trachoma control? 271
Effectiveness indicators 271
Activity indicators 271
Sampling populations 272
The WHO quick trachoma evaluation method 273
Conclusions and recommendations 273
Are geographic information systems (GIS) useful in trachoma control? 273
GIS 273
The value of GIS in trachoma control 274
Conclusions and recommendations 276
When should a campaign begin and when should it end? 276
At what level of prevalence of active trachoma should an antibiotic therapy campaign be launched in a medical area? 276
When should an antibiotic therapy campaign in a medical area end? 277
Ultimate intervention objectives ("UIO") 278

Is there a mathematical model for predicting the elimination of blinding trachoma between now and 2020? 279
Modeling antibiotic therapy 279
Difficulty in modeling the effects of the SAFE strategy 282
Eliminating blinding trachoma by 2020 283

Conclusion 284

■ *Appendices*

Appendix 1 – Specifications for the expert group review 291
Epidemiology 291
Social sciences and hygiene 292
Control strategies 293

Appendix 2 – The panel of experts 294

■ *Part two*
Analytical chapters (CD-ROM)

1 – Quels sont les déterminants historiques, sociaux, culturels et médicaux expliquant cette disparition et sa persistance dans d'autres pays ?
Anne-Marie Moulin CD-ROM

2 – Y a-t-il des exemples où la cécité due au trachome ait disparu dans les zones d'endémie sans qu'il y ait eu une amélioration significative du niveau socio-économique ?
Anne-Marie Moulin CD-ROM

3 – Quelles sont les représentations du trachome et y a-t-il pour les populations un lien entre conjonctivite et trichiasis ? Comment les populations d'Afrique de l'Ouest se représentent-elle le trachome ? Quels liens sont reconnus entre la conjonctivite de l'enfant et le trichiasis de l'adulte ?
Anne-Marie Moulin CD-ROM

4 – Comment guider les tradipraticiens pour qu'ils jouent un rôle dans les changements de comportement, notamment du couple « mère-enfant » ?
Moussa Sissoko CD-ROM

5 – Y a-t-il des substances traditionnelles utilisées dans les affections oculaires qui sont actives contre le trachome ? Quel est l'impact des pratiques traditionnelles sur l'évolution du trachome ?
AMARA CHÉRIF TRAORÉ CD-ROM

6 – Quelles sont les conséquences économiques du trachome et quel est l'impact économique des interventions dans ce domaine ? La réduction du trachome cécitant peut-elle être utilisée comme un indicateur de développement dans les zones d'endémie ?
PHILIPPE VINARD CD-ROM

7 – Comment identifier les sujets ou communautés à risque de trachome et ses complications cécitantes : facteurs de risque, répartition géographique des risques, comportements à risque, marqueurs de risque
JEAN-FRANÇOIS SCHÉMANN, SHEILA WEST CD-ROM

8 – Quand et comment opérer le trichiasis : indications, qualité, délégation, taux de couverture, stratégie
LAMINE TRAORÉ CD-ROM

9 – Comment évaluer le taux de cécité évitable par cure de trichiasis ?
THOMAS LIETMAN CD-ROM

10 – Quels sont les effets, positifs et négatifs, d'une antibiothérapie distribuée de façon extensive, sur les autres pathologies et sur l'état de santé des populations qui y sont soumises ?
JEANNE ORFILA CD-ROM

11 – Quelles stratégies nationales faut-il développer pour rendre l'azithromycine disponible et comment assurer la pérennité de la distribution ?
AMARA CHÉRIF TRAORÉ CD-ROM

12 – Quel sont les risques de déviance d'utilisation de l'azithromycine ?
MATHIAS SOMÉ CD-ROM

13 – L'enseignement de l'hygiène et son application au sein des écoles peut-elle contribuer à améliorer l'hygiè?ne dans les familles et le village ?
MOHAMED AG BENDECH CD-ROM

14 – Comment la mise à disposition de l'eau peut-elle améliorer la protection contre le trachome ?
MOHAMED AG BENDECH CD-ROM

15 – Que peut-on attendre de l'assainissement et du contrôle des mouches dans la prévention du trachome ?
JEAN-FRANÇOIS SCHÉMANN CD-ROM

16 – Quelles sont les mesures générales d'hygiène et d'assainissement les plus pertinentes pour prévenir le trachome ?
JEAN-PAUL DUCHEMIN, MOHAMMED AG BENDECH CD-ROM

17 – Quel est le rôle du couple « m?ère-enfant » dans la transmission du trachome ? Comment réduire ou éviter ce mode de contamination ?
SHEILA WEST CD-ROM

18 – Comment mobiliser la société, notamment les femmes, dans la lutte contre le trachome ?
MOHAMED AG BENDECH CD-ROM

19 – Les composantes de la stratégie CHANCE peuvent-elles être intégrées dans le système de santé ?
HUBERT BALIQUE CD-ROM

20 – Quelques expériences de la stratégie CHANCE
MATHIAS SOMÉ CD-ROM

21 – Quelles sont les méthodes de surveillance les plus adéquates pour guider la lutte contre le trachome ? Quels sont les seuils d'intervention et les seuils de guérison (ou d'élimination)
THOMAS LIETMAN CD-ROM

22 – Comment évaluer l'efficacité de l'azithromycine : méthodes d'évaluation, expériences documentées, efficacité en santé publique à court et à long terme ?
THOMAS LIETMAN CD-ROM

23 – Quels sont les modèles épidémiologiques permettant de prédire l'élimination du trachome cécitant d'ici 2020 ?
THOMAS LIETMAN CD-ROM

Acknowledgements

The coordination team would like to warmly thank Marianne Berthod who directed this expert group review, and members of the Consulting and Industrial Relations Department, as well as the IRD departments concerned in Paris, Joseph Brunet-Jailly, the IRD representative in Mali and the members of the IRD center in Bamako, who have all helped with setting up the review and ensuring that it functions well.

The team also thanks the many scientists who, at different times, have generously contributed information, advice and criticism, and in particular:

- Jean-Paul Duchemin, geographer,
- Mamadou Diawara, sociologist, Points-Sud, Bamako and the university of Athens, Georgia,
- Yannick Jaffré, anthropologist, École des hautes études en sciences sociales, Marseille,
- Catherine Rollet, historian, university of Saint-Quentin, Paris,
- Laurence Touré, MSF anthropologist, Bamako,
- Susan Watts, anthropologist, Social Research Center, American university of Cairo.

The team thanks all the readers who have reviewed all or some of the texts at various times in their preparation.

Abbreviations

ACAME	Association des centrales d'achat de médicaments essentiels (Association of central medical stores for essential generic drugs)
AMPOT	Association malienne pour la promotion des ophtalmologues traditionnels (Malian association for the promotion of traditional ophthalmologists)
CT	Cicatricial (scar) trachoma
DALY	Disability Adjusted Life-Years
DDT	Dichlorodiphenyltrichloroethane
DMT	Department of traditional medicine
DOTS	Directly Observed Therapy Short Course
FT	Follicular trachoma
GIS	Geographic information system
GNP	Gross national product
HKI	Helen Keller International
IEC	Information-education-communication
INRSP	Institut national de recherches en santé publique (National institute for research into public health)
IOTA	Institut d'ophtalmologie tropicale de l'Afrique (African institute of tropical ophthalmology, Bamako, Mali)
ITI	International Trachoma Initiative
ITM	Improved traditional medicines
MSF	Médecins Sans Frontières
NGO	Nongovernmental Organization

OPC	Organisation pour la prévention de la cécité (Organization for the prevention of blindness)
PCR	Polymerase Chain Reaction
PNLC/T	Programme national de la lutte contre la cécité/trachome (National program for combating blindness/trachoma)
PRODESS	Programme quinquennal de développement socio-sanitaire (Five-year program of socio-medical development)
SAFE	Surgery, Antibiotic treatment, Facial cleanliness, Environmental improvement
ST	Severe trachoma
STD	Sexually transmitted disease
TRIPS	Trade-Related Aspects of Intellectual Property Rights
UNESCO	United Nations Educational, Scientific and Cultural Organization
UNICEF	United Nations International Children's Emergency Fund
WHO	World Health Organization
WTO	World Trade Organization

Aims and methods of IRD expert group reviews

This work, the seventh published in the IRD's "Expert Group Review" series, has the same general aims as the earlier ones and has been conducted by the same method, briefly summarized below.

The IRD (*Institut de recherche pour le développement*, a State-funded research agency) conducts expert group reviews "to order", to inform policy decisions and public debate on issues of importance to society. Putting its scientists' research and knowledge at the disposal of the community is one of the IRD's missions.

However, the work of a scientific establishment does not include drawing up action plans for government or local authorities. Their choice of action is eminently political and must take account of data from quite other fields than scientific research. The IRD's purpose in designing the "expert group review" method is a more modest one: to put together the knowledge available in the literature on a given subject, draw out the implications of that knowledge for a particular case, draw clear conclusions on which there is scientific agreement, identify points that are still controversial and point out any areas where the available information does not provide a basis for drawing practical conclusions.

There are three key points for conducting a useful, reliable review:

■ Decisions often have to be taken in a far shorter time than thorough research would allow. Citizens need measures to be taken quickly, sometimes as a matter of urgency. An expert group review is designed to report on existing knowledge as found in the international literature; in principle, no new data are collected and no complicated exploitation of data is attempted.

■ The question addressed rarely concerns only one scientific discipline. All facets of the problem have to be elucidated from the most recent literature. The panel of experts therefore has some dozen members from different fields. The overall conclusions are debated and agreed collectively, each person taking full responsibility. The IRD's Consulting and Industrial Relations Department has the report read by qualified persons outside the panel to make sure it covers the field in full, is clear, and accurately reflects the international literature. The experts on the panel have the final decision as to their conclusions.

■ Decision makers and citizens are rarely familiar with the terminology of the scientific disciplines concerned, but for public debate to take place they must have direct access to the scientists' reasoning and conclusions. The authors of the report have to present their analyses using specialised terminology in order to ensure that their reasoning is "traceable", but they must also draw up a simple and fairly concise synopsis of the report for the lay reader.

These factors determine the schedule set for an expert group review and the form of publication. In particular, they determine the original approach used in the initial and final stages of the review:

■ Even before the panel of experts is formed, the questions to be asked are worked out by common agreement at an initial workshop between scientists and the commissioning institutions (who usually also want to involve stakeholders and partners directly concerned). The parties need to agree on exactly what each one expects. Some questions crucial for decision making are outside the scope of a scientific review and must be excluded. On the other hand, to focus their conclusions, the scientists must be guided by a sound knowledge of the context in which decisions will be taken. They may need to familiarise themselves with the ground facts.

■ After putting together the data and analyses provided by the experts, each in their own field of competence, the panel compares and collates their opinions. Then their conclusions, worked out collectively, must be published in the form of a synopsis accessible to a fairly wide readership. These synopses summarise a huge amount of work that is rarely presented in this form, and their scientific and practical scope often reaches far beyond the region or country directly concerned. This is why they are always published in English as well as French.

The review has been conducted according to this method.

As with all publications in this series, the reader will find a synopsis of the expert panel's conclusions, in French and English, in the printed book;

and the eight analytical chapters from which the synopsis is drawn, on the enclosed CD-Rom.

To conclude, we would like to convey our sincere thanks to all who helped this publication see the light of day. Many thanks to the experts, who had the responsibility of the review; special thanks to Hubert Barennes for his proofreading.

Our thanks to all those who made specialist contributions or discussed their experience with panel members, and to the scientists from different institutions who shared their knowledge, their data and their opinions on the first version of the report.

The panel of experts and the Consulting and Industrial Relations Department would like to convey their most sincere thanks to Marianne Berthod, who directed this expert group review with rigor and comprehensiveness.

Marie-Laure Beauvais
Consulting and Industrial Relations Department

Introduction

In 2001, under the leadership of Philippe Lazar, the *Institut de recherche pour le développement* embarked on a series of expert group reviews. An expert group review aims at providing policy makers, on request, with a summary of the most recent, authenticated data from the scientific community in the various fields of particular importance for the development of countries in the southern part of the world. This information often arises from several branches of learning. As far as possible, the expert group review aims to bring together experts covering all aspects of a particular problem.

Health is one of the priorities of development. Trachoma is a disease that imposes a very heavy burden on developing countries, especially in sub-Saharan Africa. It is an eye infection of the conjunctiva, causing blindness after several years of evolution in a certain number of cases.

Three sets of circumstances argued in favor of an expert group review into trachoma in the Sahel countries and especially Mali:

- the accumulation in recent years of accurate scientific knowledge about the cycle of the disease, from the biological and social science aspects,
- the WHO's option of a new strategy in fighting trachoma, using recent scientific data. The "SAFE" strategy, adopted in 1997, is now beginning to be applied in several countries,
- the willingness of the Malian government to take an energetic action in fighting the curse of trachoma, a source of suffering and disability.

Trachoma, still currently the second cause of blindness in the world, can be prevented and treated. It survives in many countries because conditions favoring it are closely related to poverty and underdevelopment.

In certain West African countries, trachoma affects a third of children under 10, and causes blindness in many adults. Mali, particularly afflicted, has drawn special attention to this serious problem[1].

[1] A national survey, carried out in 1996, showed that one child in three suffered from active trachoma.

The *Institut d'ophtalmologie tropicale de l'Afrique*, IOTA, founded in 1954 in the Malian capital, Bamako, has, among its missions, informing health workers in the local countries about eye infections. In recent years, it has been particularly involved with trachoma.

The Malian government carefully monitors the deployment of the WHO's 1997 strategy. It has initiated a national trachoma control program. From the outset, the Malian minister for health has been keenly interested in conducting an expert group review that would place at the disposal of the principal actors and policy makers all the information needed to organize the fight against trachoma in the best possible way. He has offered to jointly finance the review with the IRD and IOTA.

After negotiations with the World Bank and the European Union, a financial arrangement concluded with the assistance of the IRD resulted in a preliminary workshop in February 2002, which collected the important questions to be resolved by the specialists from representatives of policy makers. The specialists are international, coming from Mali, Burkina Faso, the USA, France, etc. They are expert in various subjects (ophthalmology, microbiology, epidemiology, public health, history, anthropology, economics, etc.) whose complementarity for tackling trachoma continued to be confirmed during the review .

Questions from representatives of the various Malian ministries (concerned with health, women and the family, hydraulics, the environment, and education) were lengthily discussed by the specialists, and twenty-six questions were divided into three sets: epidemiology (8 questions), social sciences and hygiene (11), control strategies (7).

The questions, jointly selected by the Malian authorities with operational responsibility and the specialists aware of the state and limits of scientific knowledge on the subject, were used to establish the specifications set out in the agreement signed by the IRD and the Malian government. They were shared between the specialists. There is abundant documentation, which has been used and analyzed critically.

Three meetings of specialists were held in Bamako in December 2002 and June 2003 and in Paris in September 2003. A final workshop in November 2003 discussed the first version of the synopsis in a plenary session and wrote recommendations agreed by all the specialists.

The synopsis, approved by the group, contains general information about the current state of knowledge on trachoma (physiopathology, clinical and laboratory, epidemiology, history, anthropology and the economics of health), followed by answers to the questions raised by the policy makers in the form of short summaries and related recommendations.

The specialists have endeavored to envision the questions posed in the most concrete form possible. However, the practical translation of the recommendations is obviously the job of authorities receiving the report.

Setting up and implementing a national trachoma control strategy is a full-scale operation that will doubtlessly contribute invaluable information about the disease.

This report represents a document without precedent in its effort to summarize an infection that has not yet sufficiently attracted the attention of the public. It is primarily intended for the Malian government, which has followed the progress of the survey with great attention. Its conclusions and recommendations, together with explanations as clear as possible, should also interest neighboring governments affected by trachoma. It is also intended for international and nongovernmental organizations, and all local people working on eye infections and blindness.

Written with the double goal of legibility and scientific accuracy, it should provide all those working on durable development with information for thought. It should give hope that a curable and preventable disease, which disappeared from Western Europe a short while ago, will finally pass into the pages of history. We hope that by interesting a wide audience in a little known disease with a low media profile, it will help to mobilize opinion.

Synopsis and Recommendations

General

Blindness is a real affliction in Africa, affecting more than six million people, with a prevalence exceeding 2% in certain countries of the Sahel. Although a blind person often has a privileged place in society compared with other forms of handicap, blindness remains an immense hardship because of sensory deprivation, difficulties in providing for one's needs and the associated complications in everyday life. Blindness often obliges blind people to leave the village, where they have been marginalized, and go to beg in the cities, where they sometimes gather together. Blindness occurs relatively late in life: 80% of blind people are over 60. Women suffer most, accounting for more than three quarters of blind people. Their disability is often more serious because of their duty to carry out domestic tasks, bear and look after children. Women may also have great difficulty in finding a partner, which would give them the possibility of having a family and sighted children to take care of them.

Yet, around 80% of this form of blindness is preventable, like those due to childhood infectious diseases (trachoma, measles, gonococcal conjunctivitis), food deficiencies (vitamin A deficiency), or curable ailments like cataracts.

Today, life expectancy is increasing in most southern countries. The number of blind people can therefore be expected to increase. Governments and international organizations are now aware of the seriousness of the problem. In 1999, the WHO, in partnership with the International Agency for the Prevention of Blindness, launched the program "Vision 2020-the right to sight", which aims to eliminate preventable blindness due to five causes: cataracts, trachoma, onchocerciasis, vitamin A deficiency and refractive errors of the eye. Three of these causes affect Africa in particular. The target set for year 2020 is to halve the present number of blind people, which, according to some, would have the advantage of generating a saving equivalent to the total budget of Ethiopia.

Trachoma is considered responsible for almost three million cases of blindness in the nineteenth century. However, this cause of blindness is preventable, if it is caught in time. Indeed, blindness itself is not curable. However, the surgical treatment to correct in-turned eyelashes (known as trichiasis), which ulcerate the cornea and cause its opacification, prevents it from reoccurring. Similarly, the treatment of initial conjunctival infections prevents trichiasis from developing.

Trachoma remains very much present in poor rural areas of most Middle Eastern countries, the Indian subcontinent, South East Asia, and certain parts of Latin America.

In 1995, the WHO estimated that 146 million people were carrying the pathogenic agent and required treatment. Furthermore, that 10 million suffered from trichiasis. Approximately 6 million people were regarded as blind or partially sighted because of trachoma.

In March 2004, the latest information communicated during the eighth meeting of the WHO Alliance for the elimination of trachoma reported that approximately 84 million people carried the infectious agent and required treatment. Also, that 7.6 million people suffered from trichiasis.

Africa is the second most affected continent. More than a quarter of the people with active trachoma live in sub-Saharan Africa.

What is trachoma?

Trachoma is defined today as an infection of the cornea and conjunctiva, due to a bacterium called *Chlamydia trachomatis.* This infection is characterized by the presence of follicles, abnormal increase in papilla cell growth and granulation of the cornea. The infection develops chronically and causes an uncontrolled growth of the eyelashes, which rub the cornea (trichiasis), leading to opacification and thus blindness.

Trachoma has been known since ancient times. The famous papyrus of Ebers, from the time of the pharaohs, already mentions a disease where the eyelashes turn inwards into the eye, a characteristic sign of the infection. The term trachoma was used by the Greek doctor Dioscorides and indicates a roughness of the eyelid. It is nevertheless probable that throughout history, trachoma was far from being responsible for all the red or purulent eyes described by travelers or doctors.

In the nineteenth century, trachoma was prevalent over the whole planet. It particularly attracted the attention of doctors in Europe, where it was a real plague in communities (armies, schools). At the beginning of the twentieth century, America, the land of mass immigration, viewed the trachoma of the Old World as a terrible threat. On the small island of Ellis, at the entrance to the port of New York, the medical departments examined newcomers and checked the condition of their conjunctiva. Today, Europe has forgotten a disease that doctors knew as an everyday occurrence.

It was only in the 1950s that we managed to identify the exact nature of the agent in question and the way in which the eyes were attacked. Observation of germ cultures gave a precise idea of what occurs in the organism. The trachoma germ multiplies exclusively inside the cells of the conjunctiva following a complex cycle. When the infected cell bursts, the virulent elements that it contains then infect new cells, and the cycle continues.

The seriousness of the disease results from the inflammation provoked by the infection, from reinfection and superinfection.

Trachoma starts in infancy. When the child reaches the age when he can complain, the infection is marked only by stinging, discomfort when closing the eye and a sensation of a foreign body. More rarely, it takes the form of acute or chronic conjunctivitis. It is only in its severe forms that the signs are symptomatic: continuous eye-watering and visual intolerance of light.

Cures can occur spontaneously, but the infection may also persist for several years. If the inflammation continues, even in the absence of germs, the formation of scar tissue causes a retraction of the upper eyelid which turns inwards (entropion), with uncontrolled growth and in-turned eyelashes (trichiasis). Trichiasis occurs after a very variable period of evolution. Friction of the eyelashes on the cornea is painful and favors ulceration, which develops into complete and irreversible blindness, usually affecting the adult in middle age. On the upper part of the cornea, the dilated vessels may appear accompanied by a thick, fibrinous deposit (pannus).

The risk of evolution towards blindness depends on the duration and especially the intensity of chronic inflammation. It is probably favored by bacterial superinfection and reinfection by the *Chlamydia*. However, we do not know of any clinical or biological element allowing us to unfailingly predict an unfavorable evolution towards trichiasis and blindness.

During its evolution, the disease can affect the lachrymal glands. The lack of tears and secretions leaves the eye dry, which encourages corneal superinfection and ulceration even more.

An essentially clinical diagnosis

Diagnosis is not very difficult providing that the free edge of the eyelid is turned outwards. The telltale lesions then appear: small yellowish-white protuberances (follicles) on the back of the upper eyelid and/or whitish scars indicating an old infection. A binocular magnifier is very useful.

However, although it is relatively simple to identify trachoma without too much mistake when the disease is very frequent in the population, diagnosis is more complex when it is rare. It can be difficult to detect a few follicles on the back of the eyelid or scars not very visible, depilation or disorganization of a few eyelashes. When the disease retreats, it is less easy "to track trachoma". It is because of failure to carry out this simple examination of the eyelids that many countries have forgotten the presence of the infection.

A classification of ocular lesions due to trachoma was formulated at the beginning of the twentieth century by the doctor Arthur McCallan. Classification was then improved to specify the degree of inflammation of the lesions in order to facilitate the prognosis and more precisely to identify populations at risk of blindness. Nevertheless, at the same time, this classification, with its eighteen levels, has become a genuine research tool, difficult to put into the hands of everyone. In 1985, to facilitate investigations and comparisons between regions and countries, Thylefors and his collaborators at the WHO prepared a simplified method for coding the signs of trachoma:

- follicular trachoma (FT) is marked by the presence of granulations,
- a more severe infection (ST, severe trachoma) shows a thickening of the conjunctiva, which covers the eyelid masking at least half of the vessels normally visible on its surface,
- years later, scars on the connective tissue in the eyelid are seen (CT, cicatricial trachoma). Then the eyelid turns inwards with uncontrolled growth of the eyelashes (TT, trachomatous trichiasis), which ends in corneal opacity (CO) causing blindness if they are located in the center of the cornea.

This robust and reliable simplified coding, easy to teach and implement on the ground, has been very helpful.

The laboratory used in research

Since the diagnosis is primarily clinical, cultivation techniques for *C. trachomatis* in the laboratory do not play a routine role. These techniques are delicate and expensive, and are only performed in specialist laboratories.

Laboratories will necessarily be involved in epidemiological investigations, when the rate of infection decreases and we reach the threshold of eliminating the disease. At that moment, it will be necessary to accurately evaluate the remaining human reservoir of the virus and the circulation of *Chlamydia* in the environment.

The most sensitive method of diagnosis is the recent technique of molecular biology known as PCR (Polymerase Chain Reaction). This is a method of amplifying the genes, which makes it possible to detect typical fragments of the components of *Chlamydia*, even in small quantities. First used for diagnosing genital chlamydiosis, it is also applicable to conjunctival samples and could in the future become the reference method. It is relatively expensive and requires special equipment. It is currently practiced only in rich countries but seems the best strategy for the future. Several firms market the reagents and we can expect lower prices, simplification and automation of procedures allowing an examination of a great number of samples in very short time.

Through culture, it is possible to test the effectiveness of the antibiotics, which must have an intracellular action. In the past, locally applied sulfonamides had a certain effectiveness (applied generally was abandoned after accidents). Cyclins in the form of ointment applied to the eyes were for a long time the reference treatment. More recently, the family of macrolides has supplanted them. Within this family, the superiority of azithromycin is due to its persistence in the cell for around ten days. It functions as a true delay molecule, which progressively eliminates the intracellular bacterial particles.

Trachoma, a contagious disease

The disease is transmitted by direct contact with ocular secretions or nasal droplets, or indirectly by fingers, towels or soiled loincloths; also by flies, which intervene as passive vectors.

Contamination generally takes place during the first two years of life.

Several factors at the origin of trachoma

In the last century, hereditary factors were often accused for the occurrence of trachoma. Today, it is accepted that susceptibility to trachoma, under the probable control of several genes, seemingly varies within the same family. The evolution of the disease also depends on the functioning of each person's immune system. The organism reacts to the infection of the conjunctiva by releasing cascades of molecules involved in the inflammation. The result of these reactions decides the type of cicatrisation and the evolution of the disease.

However, for the moment, immunology and genetics do not provide markers that can be used on the ground for the early prediction of cases evolving to severe trichiasis and for identifying groups at risk. This will perhaps be possible with the new molecular biology techniques.

Biological factors do not constitute elements usable on the ground for detecting trachoma. However, poverty indicators such as lack of water, illiteracy, dirt and pullulation of flies, absence of latrines, etc, were and still are very much associated with trachoma throughout the world, especially in Africa.

THE HISTORY OF TRACHOMA IN SUB-SAHARAN AFRICA

Throughout the colonial period, research into trachoma concerned North Africa then sub-Saharan Africa.

Doctors of that time had a good knowledge of trachoma. They described the disease in Senegal in 1915. In 1924, Lefèvre evaluated at 33% the percentage of trachoma in schoolchildren of the district of Mopti in French Sudan, now Mali. In 1926, Motais drew up the first map of trachoma in French Africa and noted that trachoma, exceptional south of the eleventh parallel, was more rife on approaching the desert when going north, raising the question of the role of wind and dust in conjunctival irritation. However, according to Motais, trachoma tended to move along the main caravan routes from north to south. It is possible that shifts in the population associated with colonization (civil engineering work, conscription, etc.) played a role in the geographical extension of endemic disease.

In 1924, Jamot examined 30,000 people in the district of Fort Foureau in Chad and reported 10.5% of trachoma and 0.66% of blind people. This figure appears surprisingly low compared with figures from modern investigations, but is partly explained through a different definition of blindness; the blind person was "someone who now does not see at all". Today, according to the WHO, a blind person is someone who cannot count fingers at a distance of three meters.

In 1949, at a time when trachoma retreated in most European countries, people began to be alarmed at the extent of the disease in sub-Saharan Africa. In Fort Lamy (N'Djamena), in Chad, 35% of the inhabitants were announced as trachomatous. This level increased up to 50% in certain villages of French West Africa. However, it is only at the end of the 1970s that one really became aware of the amount of endemic disease in sub-Saharan Africa.

Today, the spread of trachoma in Africa looks like a large cross with the vertical extending north to south, from Morocco and Egypt as far as South Africa and the horizontal extending from west to east, embracing most of the Sahel.

The WHO Alliance for eliminating trachoma

In 1949, the WHO decided on an ambitious policy aimed at eradicating infectious diseases over the whole planet. The great success of the eradication of smallpox, announced in 1980, encouraged it to continue and choose other targets such as leprosy and tuberculosis. However, for a variety of reasons, the smallpox model has proved difficult to reproduce.

The ambitious program for combating malaria, founded on the hopes placed in insecticides, encountered many difficulties and has given way to a more realistic approach: "Roll Back Malaria".

Programs against more circumscribed diseases like onchocerciasis, a cause of blindness in West Africa, and the Guinea worm, were less spectacularly successful than that for combating smallpox. However, they are instructive especially concerning the role of communities in fighting disease.

In spite of the familiarity of all the countries with the disease, trachoma has not mobilized populations very much and has not interested governments. It was known that trachoma was serious in many countries of

Sahelian Africa, the Horn of Africa and Latin America (Brazil, Southern Mexico, Chile, Peru), but there was ignorance as regards the exact topography or the true burden of endemic disease in the absence of a data collection system. For countries emerging from war, like Afghanistan or Kampuchea, knowledge was even more fragmentary.

However, trachoma appeared the type of disease about which the international scientific community had unparalleled historical experience, provided that the effort was made to analyze it. Since trachoma had disappeared from many countries, one could hope to accelerate this natural evolution. Thus, combating trachoma had what was needed to draw the attention of international organizations. Countries now free of trachoma could remember their late sufferings and help to spare others from them.

What is more, in 1996, the WHO had noted the exemplary evolution of a small number of countries like Gambia, Myanmar and Morocco. An analysis of the evolution of endemic disease in these countries provided guidelines for future strategies and allowed one to think that, even without spectacular economic development, it was reasonable to hope to eradicate blindness due to the disease. Countries on the way to being freed from the pestilence could help countries most afflicted to benefit from their very recent experience, allowing them to take the same route.

It is in this context that the WHO created the international Alliance in 1996 to eradicate blinding trachoma by 2020. The Alliance, a coordinating body, brings together the countries that request it because they believe that trachoma is a public health problem for them.

The Alliance leads and coordinates action to combat trachoma, helps to circulate documents and develop elimination procedures, training and education. It collects data, currently still very unequal, on the level of the disease in these countries. Its mission is to sensitize countries for whom trachoma is not necessarily a priority, foster the exchange of experience and information, and encourage partnerships with the NGOs and foundations concerned with blindness.

The number of countries joining the Alliance has increased over the years (4 countries in 1996, 37 in 2004), indicating an increased awareness of the problem of health posed by trachoma. Specific national programs have been created, national committees organized, and numerous workshops have studied the various aspects of trachoma control.

The Alliance does not aim at eradication but at elimination of the disease, which supposes a drop in the prevalence of active trachoma to under a certain threshold and not its total disappearance. The term "blinding" was added to mean the elimination of trachoma as a cause of blindness. Trachoma would thus be brought down to the level of a childhood disease without effect on sight. The date 2020 was chosen, leaving an interval of about a generation, reasonably sufficient to prepare for a change in mentalities and facts.

Since 1996, Mali has been one of the countries with reliable epidemiological data and a governmental determination to attack the problem. Thus, together with other African countries, it was in the first wave of the war on trachoma. The review of the IRD, which is in progress there today, testifies to a historical continuity.

The SAFE strategy

As a means of action, the Alliance has developed an original strategy, the "SAFE" strategy: S for Surgery, A for Antibiotic treatment, F for Facial cleanliness, E for Environmental improvement. This strategy, which was worked out in 1995, is an eclectic way of associating a wide variety of measures:

- medical and "technical" measures such as surgery and the distribution of antibiotics;
- other wider measures call upon major, complex and durable changes in the environment (improvements in water resources, fly control, managing refuse) or behavior (education, personal and collective hygiene), etc.

The hygiene element, limited to facial cleanliness, refers to behavior dependent on physical conditions (water and soap) and sociocultural standards. It is in this respect that the historical lesson is both impossible to circumvent and difficult to seize because of the complexity of the changes occurring simultaneously in societies that got rid of trachoma before antibiotic therapy like Western Europe or the United States.

The SAFE strategy highlights the role of the population, the importance of its understanding the risk of blindness and the resources used to prevent it. The strategy has deliberately emphasized medical action involving the participation of the "community", even if these simple watchwords represent complex facts varying from one country to the next and suppose a local definition of what one calls community.

Nevertheless, within this complex, ecological strategy appear innovative technical factors, which because of their weight, are likely to polarize attention to the detriment of other strategies.

In 1996, a new antibiotic, azithromycin, active against *Chlamydia trachomatis* because of its good intracellular penetration, has been recognized as particularly effective for treating trachoma. Administered orally just once (as a tablet or drinkable solution for young children), azithromycin was obviously tempting compared with the existing standard treatment, which involved the prolonged use (for at least six weeks) of tetracycline ointment, difficult to apply to the eye, and poorly accepted by children.

This antibiotic did not immediately seem to be a solution for countries with limited resources. In 1998, the International Trachoma Initiative (ITI) was created by the philanthropic section of Pfizer, which manufactures azithromycin, with the help of the Edna McConnell Clark Foundation. Up to now, Pfizer has provided the molecule free of charge to carry out tests in Tanzania, Gambia, Egypt, and Morocco, comparing azithromycin to the standard treatment of ointment with 1% tetracycline. These tests showed an equal reduction in the infection. In November 2003, Pfizer announced a gift of 135 million doses of azithromycin for the next five years, via the International Trachoma Initiative.

Azithromycin, capable of treating trachoma in one single application, and therefore of being distributed in mass campaigns to the population, appeared for certain as the "magic bullet", the wonder drug, the search for which has played such a major role in the history of infectious diseases.

At the moment, the worldwide acceptance of the SAFE strategy reflects a consensus within the community of specialists in public health at the WHO and in the countries concerned. No alternative point of view has been supported by trachoma specialists in recent years. The SAFE strategy, by associating technical and medical resources concerning society and the environment, aims at a positive effect on trachoma control.

In existing documentation, there is no reason for limiting this strategy to one or more of its components, even if certain scientists or policies are nostalgic as regards eradication policies followed on the basis of administering a single product in a mass campaign.

However, work is far from being completed on the principle of the strategy. As soon as a country decides to engage in trachoma control, it must define the precise action of each element and the way of using them.

The elements of the SAFE strategy

The SAFE strategy favors an "ecological" approach of multiple attacks on the disease. It combines surgical and medical measures to work on the environment and behavior, which stabilize and extend their effects.

Trichiasis surgery

This surgery, relatively simple in principle, aims at rectifying the eyelid so that the in-turned eyelashes no longer rub against the cornea. There are several variants of this surgery, but the problem is not so much choosing the technique, rather organizing the screening, training of operators, and choice of strategy to offer good quality surgery as close as possible to the patient's home. It is also important to understand the obstacles restricting access to this surgery.

Antibiotic therapy

The distribution of azithromycin is a key factor in the strategy. Several questions arise concerning the methods of administration of the antibiotic (frequency of distribution and choice of target population, etc.), strategies to adopt to obtain the product and distribute it, ways of avoiding any misappropriation, and finally the consequences of distribution on the health system.

The use of this antibiotic in mass campaigns raises questions about possible side effects, regarding resistance to *C. trachomatis* or other bacteria. Thus, vigilance is needed.

Hygiene measures

The SAFE strategy includes a hygiene component relying primarily on facial cleanliness. The school could be one of the ways of modifying the behavior of children in this direction, also that of their family. Education is a key to development.

However, the school, the poor relation in most African countries, is going through a crisis in training and recruiting teachers, and its prestige has decreased a great deal. In what conditions can it become a genuine tool in the service of the community?

Water in the service of health

It is not enough to recommend hygienic behavior. The use of water firstly supposes an availability of sources. The decrease in trachoma depends directly on the efforts made to increase the quantity of water available used for personal washing. When water is relatively abundant, the behavioral factor becomes dominant. Furthermore, improvements in access to water include many secondary benefits for daily comfort, and a strong motivation for the community.

Environmental measures

Certain species of flies are indisputably able to convey *C. trachomatis* and consequently increase the risk of infection. The season of fly proliferation often coincides with an increase in cases of trachoma. Thus, building latrines, domestic waste disposal systems, cleaning the yards of habitations will help to reduce the spread of trachoma. So, the SAFE strategy, which aims at improving the environment, should not neglect the management of liquid and solid waste and excrement.

Among problems arising from the environment, as regards trachoma and the pullulation of flies, the collection of refuse nowadays attracts the attention and thought of the world. A major issue is the authorities' assumption of responsibility for garbage collection and destruction. In most countries in the southern part of the world, garbage collection was long in the hands of specialist corporations, like the ragmen of Europe, who were skilled at sorting and recovery. Now, big multinational companies are asking for refuse to be managed, and propose solutions in the name of environmental cleanliness. However, the recovery of waste is proving much lower than when it was in the hands of local people working on the job. Moreover, this has led to unemployment among former street sweepers. This is therefore a rapidly changing situation, where the sub-Saharan African countries have to invent their own solutions.

As regards trachoma, the effects of sanitation only appear after a varying time. Nevertheless, they will concern many other diseases apart from trachoma (diarrhea, respiratory infection, intestinal parasites, etc.).

The financial cost of trachoma and prospects for development

Blinding trachoma has an impact on the economy and on output of the countries affected.

Only identification in the field of the financial cost and handicap suffered by individuals, depending on age, profession and the family context, can accurately reflect the diversity of the situations. In the absence of such work, the documentation provides models that rest above all on a certain number of assumptions concerning the percentage of drop in individual productivity according to disability.

The difficulty of economically evaluating trachoma is increased by the fact that trachoma affects the poorest populations the most. The loss of income of these poorest – women, the elderly, all persons in the "informal sector" – is particularly difficult to estimate.

Assessment and outlook for the SAFE strategy

The SAFE strategy partly aims to simulate the historical development of the countries that freed themselves from trachoma before the age of antibiotics, but retaining modern advantages such as antibiotic therapy. It is difficult to evaluate as a whole because of the variety of factors, which do not evolve at the same rate. How can we compare the effects of improvements in hygiene, which take a generation to appear, with the effects of surgery on the elderly and antibiotic therapy on children? How can we model and quantify the effects of washing face and hands?

Nevertheless, its effects can be evaluated globally, and its promoters have maintained its unified quality, even if changes in certain components are foreseeable between now and 2020.

Economic considerations are in the forefront as regards an overall evaluation of the SAFE strategy during coming years. They also affect the importance of its various components, among which a balance needs to be found. Each component may take different forms, at a measurable cost, such as the distribution of azithromycin. Also, changes in costs of the various measures over the next two decades have to be considered.

The Malian program in the world

The proposal of the WHO "Vision 2020-the right to sight" has adopted the same timescale as the Alliance against trachoma. Because of the amount of endemic disease in its land, and through the swiftness and determination with which it has organized its national program, Mali is one of the leading pilot countries endeavoring to eliminate blinding trachoma and bring other countries in the region along this route. It is with such efforts, that a reasonable hope to halve the population of blind people in the world rests.

Genesis of the synopsis

The review on trachoma in sub-Saharan Africa is addressed to governmental decision-makers and organizations concerned, providing them with accurate information and solutions to help them implement an effective, coherent plan and follow it through.

The sponsors' questions cover three different areas:

- epidemiology: identifying the risk factors;
- social sciences: aiming at a finer, more qualitative analysis of the environment;
- public health: proposing ways of implementing the strategy as close as possible to decisions.

This review, which brings together French- and English-speaking specialists from around the world, also reflects the expectations and debates of the various communities concerned.

The group of specialists involved in the review, with their own training and inevitable preconceptions, pool their knowledge of the field and their bibliographies. The question of trachoma control in sub-Saharan Africa has been defined, if not tackled, from a deliberately medical angle ("trachoma is an infection of the conjunctiva due to *Chlamydia trachomatis*"...). However, the aim of the review is not to establish the terms of ideal action, but to clarify the terms of alternative solutions and weigh up the consequences of practical choices, relying on the present state of scientific information.

This review differs from an open forum of people because of the scientific requirements that it has to respect. Nevertheless, it is open to suggestions from members of the scientific community and the department of the IRD that guided it. Everyone's relevant and pertinent questions, the vision of the role of the reviews by the department director, Marianne Berthod and her team, have contributed to opening up and extending the review beyond the strict limits of trachoma.

In spite of the always strong temptation of specialists to build an ideal and technocratic model of the projected action, the final synopsis has insisted on the problems underlying the various questions while considering the practical conditions for fighting trachoma.

After considering the "lessons of history" and examining the trajectory of elimination of trachoma in the past, the synopsis looks at the experience of the populations and their attitudes towards eye diseases. It presents the data on the economic cost of trachoma and examines the links between development and the disappearance of trachoma, before studying the action needed. It reviews the available resources: Firstly, an assessment of the medical-surgical resources. Surgery, when and how should we operate? By whom and with what results? Next, the antibiotic therapy, with all the questions that its use raises: monitoring of side effects and resistance, obtaining and distributing the product, possibility of misappropriation and local malfunctioning. The work on behavior and environment, more difficult to define but capable of development, includes changes in collective and private hygiene, the role of the school and media, improving water, fly control and managing waste and excrement.

Who should we call on to accomplish these initiatives? Women, the first concerned as mothers? The personnel of the health organizations? The communities? Which part should be played in these procedures by the communities?

Finally, the document considers the continuation, monitoring, planning and models for guiding estimates on the route to eliminating trachoma between now and 2020. If there are any recommendations, they are given in the chapters. The conclusion completes the reasoning and consolidates the arguments intended for the policy-makers.

The SAFE strategy is the current horizon of the trachoma control. In 2003, with the aim of facilitating policy-making and national planning, the WHO proposed the ultimate intervention objectives (UIO) to provide tools suitable for monitoring the programs. The precise objectives of the various aspects of the SAFE strategy and the indicators enable us to decide if the aims have been achieved or not. They may obviously differ from country to country. The review provides useful elements of thought for adjusting the definitions, especially where they are most difficult to apply (environment and hygiene), from the point of view of public health.

The lessons of history

Trachoma disappeared from many European countries about the time of the Second World War. What are the social, cultural and medical determinants explaining this disappearance and persistence in other countries?

Are there cases where blinding trachoma has disappeared in regions with endemic disease, but without significant improvements in socio-economic levels?

Trachoma is an infection historically recognized at least since the time of the Pharaohs. Over the years, we have acquired abundant though mixed documentation. Historians have great difficulty in sorting out the history of trachoma within the current meaning of the word, which is infection of the conjunctiva due only to *Chlamydia*, and not ocular ophthalmia or infection in general. However, they can easily follow the history of trichiasis, and blindness due to corneal opacity.

Trachoma, an international infection

It has never been demonstrated that a group or population is particularly sensitive. Today, genetic factors of individual susceptibility are suspected, but knowledge of them is still rather feeble. Historically, trachoma has affected all sorts of people. It was rife in cold and hot countries, from Finland to Senegal, on plains and in valleys, on the coast and far from the shore. Nineteenth century doctors were unable to identify the niche[2] of trachoma. At most, they noted a certain prevalence in the hot, dry regions, where dust storms chronically irritate the conjunctiva. Sahelian Africa, for example, appeared more affected than central Africa. Being able to take on epidemic form in rapidly mixing populations, trachoma appeared above all favored by poverty, promiscuity and lack of water for the basic needs of life.

[2] In the nineteenth century meaning, which was a configuration of etiological factors.

A microbial etiology was envisaged at the very start of the bacteriological era, after identification of the bacilli of tuberculosis, leprosy and cholera in the 1880s. However, in spite of persistent effort, with several periods of false hopes, the pathogenic agent was not discovered by bacteriologists until they finally succeeded in cultivating it in laboratory in the 1950s.

This long time taken over "modernizing" the infection undoubtedly encouraged a great deal of deep thought on the natural and social, climatic and behavioral factors, potentially implicated in the outbreak and evolution of trachoma. Today, epidemiology still examines the many factors statistically associated with the risk of trachoma, without however succeeding in accurately quantifying their respective action.

Trachoma, an affliction in Europe for half of the twentieth century

At the end of the nineteenth century, trachoma was considered by hygienists to be a real affliction in countries becoming industrialized: England, France, Germany and Russia. Nevertheless, up to the First World War, without the intervention of any wonder drug, trachoma had very clearly decreased. It appeared again during the hostilities. With the return of peace, the hygiene organization of the League of Nations set about recording the first statistics on a worldwide scale, obviously with very unequal reliability (Tunisia and the United States declared the same number of cases in 1923!).

In 1939, therefore before antibiotics, trachoma was no longer a real health problem for the principal countries of Western Europe. What happened, and what action had been taken?

The infection being especially manifest within certain communities, it is within these communities that the national effort took place, namely the army and schools (with the extension of schooling) and to a lesser degree in the place of work. In this latter case, the role of work-related illnesses (for stonemasons, polishers, builders) was admitted, resulting in a whole range of laws and procedures to be used at the workstation.

Screening has been combined with treatment by various eye lotions, over the years, using salts of copper or silver, then the sulfonamides after 1930. Surgery was developed to treat trichiasis and prevent blindness. To avert contagion, the isolation of patients was proposed, and in certain cases, regiments and schools for those afflicted with trachoma were even created.

Internationally, an examination of travelers and especially immigrants was instituted. The United States notably set up draconian checks, which pushed applicants for immigration to be screened and treated before their departure, especially in English hospitals.

The progressive improvement in public and private health, the low price of soap, and the arrival of running water have surely played a role in the disappearance of trachoma as other infectious diseases. From this point of view, trachoma is a disease like any other. The debate on trachoma leads to a wider debate[3] on the factors of the decline in infectious patients in Europe during the twentieth century. Apart from special cases, the action of medicine on this decline appears relatively modest compared with improvements in nutrition, habitat and working conditions.

As regards trachoma, specific measures of isolation, screening and treatment by pharmaceutical remedies have surely contributed to limiting the spread of the disease. The surveillance of frontiers, in any case in Europe, has probably only played a minor role since it has not really been applied. On the other hand, the epidemic outbursts of trachoma during major wars provide proof of the aggravating role of the massive displacement of populations and the brutal deterioration in living and hygiene conditions.

History does not suggest any clear model. To understand the disappearance of trachoma in the countries concerned, it is necessary to analyze the resources deployed against the disease over the last fifty years, and the political, economic and social transformations. It is nevertheless difficult to identify the part played by improvements in the socio-economic standard of living and the individual measures adopted.

THE DIFFERENT HISTORICAL MODELS FOR ELIMINATING TRACHOMA

Is it possible to benefit from the experience of countries that have now rid themselves of blinding trachoma, and identify the crucial factors in the disappearance of the disease?

[3] A debate illustrated by the best-seller of Ivan Illich, *Némésis médicale,* Seuil, Paris, 1984.

Among the possible historical models, the oldest is that of **the countries of Western Europe**: France, England, then later Italy, Spain, Portugal and Ireland, where trachoma disappeared before the arrival of antibiotics. Screening and more or less effective treatment were practiced within closed communities (armies, hospitals, schools), while standards of living and hygiene improved gradually in the populations.

More recently, the countries of **Central Europe**, like Poland and Yugoslavia knew a similar evolution. A distinct upsurge in the infection during the Second World War gradually died out over the years of rebuilding these countries. An undeniable rise in the standard of living and an overall improvement in hygiene in this case also contributed to the demographic transition of the twentieth century and the decline in blindness of infectious origin.

It was similar in the ex-Soviet Union (including Central Asia where nineteenth century travelers reported the great number of blind people around the mosques in Bukhara and Samarkand). The number of cases of blinding trachoma fell following intensive schooling and a good public health system after the Second World War.

Antibiotic therapy has played a role in other countries where trachoma has been more recently eliminated.

Tunisia offers a particularly well documented example. Thanks to a continuous series of monographs, running from Cuénot and Nataf to Dawson and Daghfous, it is possible to reconstitute the history of the infection in the country. As from the beginning of the twentieth century, unsuccessful attempts at vaccination were made; microbiological and experimental research around Charles Nicolle; and epidemiological investigations led by the local hygiene authorities. At first, trachoma was rife over the whole land. Between the two wars, a gradient took shape between north and south, and east and west, reflecting the economically active part of the country, the north and the Sahel, and the poor and rural regions with a semi-desert climate, where trachoma was very strong. In 1958, prevalence exceeded 30% more or less everywhere, but more seriously and frequently in the south, from Sfax to the desert.

Twenty years later, all stages together including trichiasis, the prevalence of trachoma collapsed. Only the great South remained very much affected with total rates of trachoma higher than 30%. During these twenty years, which coincided with the first years of independence, trachoma was attacked in several ways and the effects of this began to accumulate. There were mass treatment campaigns in the schools, using ointment with 1% aureomycin, often administered by the teacher himself and in the dispensaries. But, the local grocer also had ointment with aureomycin at low cost; a conscious encouragement to self-administration of medicines that witnesses today remember because the ointment "stung the eyes". Trichiasis was screened by mobile teams, together with interventions in dispensaries and hospitals.

During this period, electrification began to arrive in the country. Schooling, which was rudimentary under the protectorate, was briskly instituted for boys and girls, reaching levels higher than 70% and covering almost the whole country. Per capita income increased moderately, but the development of the building trades made it possible to build larger and more hygienic housing, while water supplies facilitated access to the towns and villages of the north and the Sahel.

After 1970, efforts were concentrated on the south, carried out by doctor ophthalmologists, with the assistance of nurses specializing in eye treatment, completing the work undertaken. On several occasions in recent years, trachoma specialists have visited Tunisia without finding a single case of active trachoma.

In Algeria, trachoma was a massive problem at the beginning of the century, but regressed continuously as from the 1930s and after the Second World War and independence, following a trajectory similar to that in Tunisia. Trachoma was regarded as practically eliminated, but due to the troubles in recent years and the relaxation of vigilance as regards public health, prevalence has distinctly risen in the oases of the south.

In Egypt, in spite of the hopes during the Nasser period to do away with "national ophthalmia", the disease is far from having disappeared.

From the Middle Ages to the nineteenth century, accounts of travelers agreed on the frequency of eye diseases and blindness in all villages.

In 1904, under the English protectorate, the ophthalmologist MacCallan gave his name to a clinical classification of the lesions. He created the first mobile ophthalmology clinic, and in 1913 published *Trachoma and its com-*

plications in Egypt, which has remained a reference work. The prevalence of trachoma then affected 90% of the villagers. One percent of the villagers were blind in both eyes, obviously without trachoma being the sole cause.

Between the two world wars, Rowland Wilson, director of the Memorial Ophthalmic Research in Guizeh (founded in 1926 and still in existence), mainly accused malnutrition, poverty and defective hygiene; in short, the difficult life of the fellahs of Egypt. In the transmission of trachoma, he denounced the role of flies, which pullulate in the villages around excrement strewn on the ground in the absence of latrines, and lumps of fuel made from dried dung. He recommended measures combining the education of girls and the protection of babies from flies, the application of zinc sulfate in children's eyes. Nevertheless, the Egyptian village has hardly improved because of lack of political will and finance.

In 1948, a study of the Rockefeller Foundation reported the stagnation of the rate of infection in the Nile delta at around 90%. DDT gave birth to great hopes and the Foundation spread insecticide with profusion. However, two years later, the resistance of flies discouraged the continuation of the plans. Trachoma appeared unassailable in Egypt.

In 1952, with the arrival of Nasser, trachoma was recognized officially as a health priority in the countryside, where the new regime multiplied health centers. At the start of the seventies, the government considered that trachoma was in the process of disappearing and no longer required any particular measures. Thus, in 1990, when the WHO envisaged eliminating trachoma, Egypt declined the invitation to be declared a country with an endemic disease. It was only in 2000, after alarming regional investigations, that trachoma regained its dimension as a national affliction; it concerned 30 to 60% of children in certain villages. The government from then on took part in the Alliance's work to eliminate trachoma. Today, there is still no exhaustive national data. The number of schoolchildren affected in certain regions seems to be 30%.

The example of Egypt illustrates the importance of vigilance as regards trachoma. If nobody at the dispensary or school takes trouble to turn over the eyelids of children, we pass over a simple way of tracking the disease. Moreover, it proves the need for continuity in the public health policy and awareness of the real dimensions of the affliction.

Vietnam, in contrast, offers an example of centralized and sustained management of trachoma. In the 1950s, the government of North Vietnam assumed the combat against trachoma (reaching 90% of the population), with a defined "national line", programs integrating hygiene in education, and using local traditional practitioners. The trachoma Institute in Hanoi dispatched mobile brigades into the villages, supported by a network of dispensaries for screening and treating trachoma. Trichiasis was treated by quickly trained community health workers.

It is difficult to evaluate how the population adopted a teaching openly directed towards combating "bad habits" and changing mentalities. At all events, trachomatous endemic disease incontestably decreased in North Vietnam, then in the whole of the Vietnamese republic after the end of the war. The fight associated chemotherapy (mineral eye lotions then sulfonamides) tests with traditional medicines. Films, stickers illustrating the fight against trachoma on matchboxes and the covers of school notebooks disseminated the medical message; thereby enrolling the communities.

In the sixties, ethnic minorities in the mountains were regarded as less at risk, perhaps because of overpopulation less obvious than in the delta. Alternatively, perhaps there was ignorance of the local situation. Today, trachoma is presented by the medical authorities of Vietnam as a disease of poor and underdeveloped minorities, which had not benefited from the measures of environmental sanitation and hygiene campaigns.

Senegal has seen a reduction in trachomatous endemic disease in recent years. The prevalence of trichiasis, close to that of Mali, reflects the historical extent of endemic disease. However, the prevalence of active trachoma in children of the villages is three times less than in Mali, and this reduction suggests a tendency to a decrease in blinding trachoma. One of the hypotheses explaining this phenomenon could be a higher standard of living and a higher rate of schooling.

During these last thirty years, other countries have shown a favorable evolution like **Saudi Arabia, the Sultanate of Oman or Myanmar,** which have instituted specific measures against trachoma. In the case of Saudi Arabia, the rise in the standard of living of the settled Bedouins is probably the principal factor, as all the reports testify. At the same time, the dispensaries have deployed an intense curative action. On the other hand, in

Myanmar, the decrease in trachoma cannot be attributed to a spectacular rise in the standard of living, and the merit apparently is due to the mass campaigns of antibiotic therapy.

In Morocco, in the fifties, trachoma was rife over the whole land. It gradually disappeared in a similar way to Tunisia, and for the same reasons, in most of the regions, except for the underprivileged provinces of the south east. Because of these residual areas, it was chosen as a pilot country with Gambia and Mali, during the first meeting of the Alliance in 1996, and probably now constitutes the best-documented example of application of the SAFE strategy.

The Moroccan success, which is not yet a question of the elimination of trachoma, but of the interruption of the transmission of blinding trachoma, is explained by the convergence of several factors:

- a political will to fight trachoma since 1994,
- significant human resources, ophthalmologists guiding the nurses in the field,
- an active campaign since 1997, associating the State and the NGOs; one of which is the ITI (International Trachoma Initiative).

Morocco seized the opportunity of the SAFE strategy. To the antibiotic therapy facilitated by the gift from Pfizer, it combined information gathering and development, designed to consolidate the decline of the infection without need for prolonged administration of antibiotics.

CONCLUSIONS AND RECOMMENDATIONS

If we compare countries where trachoma has disappeared or decreased significantly in a few decades, we see that the associated rise in the standard of living was unequal and that a moderate improvement in the case of Tunisia and the countries of Central Asia for example, can go hand in hand with the elimination of blinding trachoma, if certain conditions are fulfilled such as:

- an awareness of trachomatous endemic disease among the populations, which either treat themselves spontaneously or go to health centers;
- the achievement of spectacular campaigns, which tend to increase the social visibility of the infection;

- the supportive role of public health action in the villages;
- the availability of methods of treatment (eye ointment), relatively easy to apply and not very expensive.

The rules of history are marked by the seal of contingency, which means that the same causes do not always produce the same effects, and that identical reproduction is impossible. Nevertheless, the SAFE strategy attempts to produce a united force identical to what appeared spontaneously effective in the past between social measures such as environmental sanitation and education, and the medical and surgical measures, without expecting everything from a radical modification in living standards. Several mutually-aiding factors should accelerate the historical trend of extinction of the disease.

One of the lessons of history is not to expect everything from antibiotic therapy, which is neither absolutely essential nor indefinitely renewable, but to hope to trigger a virtuous circle of the reduction in trachoma and improvement in living conditions. This will complete an evolution that is perhaps partly "natural".

The experience of the populations

POPULAR CONCEPTIONS OF TRACHOMA: THE CONJONCTIVITIS/TRICHIASIS LINK

"Jugu te maa la, bana de ye jugu ye" (Mankind has no enemy, disease alone is the enemy).

Modern medicine establishes a link of cause and effect between reinfection of the child with *C. trachomatis* and trichiasis in the adult. With endemic disease like trachoma, the difficulty is to make the disease socially visible. An epidemic of the cholera type is easily grasped by all those working socially, even if there is no coincidence between their respective conceptions of the etiology or even of the symptoms. Populations generally do not see the link between benign and temporary eye infection, and the serious sight problems several decades later. Moreover, during childhood, eye infections are eclipsed by diseases that can be fatal: diarrhea, lung diseases or other infectious diseases.

One of the first difficulties faced in combating trachoma is thus to confront the concerns of public health doctors, targeting a specific disease, with those of the populations, infinitely more global.

The knowledge that anthropologists have of the environment can help to design programs taking into account the way in which the populations see "cleanliness and dirtiness", and the transmission of disease.

Biomedicine generally distinguishes three ways of transmitting diseases. They can be hereditary (of genetic origin), contagious from person to person, or transmitted by the environment (including by insects). In West Africa, the populations do not distinguish these three factors. However, we find these three components in varying proportion in their conception of the "passage" of diseases.

The observation that a disease is frequent among certain siblings leads, for example, to evoke "hereditary" or regular transmission within the family. Certain families, even certain villages, would be thus predisposed to develop the disease. When a member of the group is free from trichiasis in certain villages, he may be considered by the others as not being a worthy descendant of his ancestors.

Certain diseases are recognized as transmitted by contact between people. Contagion may also be attributed to the sharing of utensils, such as the stick for applying kohl (antimony) on the eyelid.

Certain environments are considered favorable to eye infections because of miasmas or forces emerging from them (marshes, sacred forests, etc).

The eye, the concentrate of the human being, is sensitive to the images that it receives. Eye diseases can be attributed to the frequentation of evil places, soils with suspect smells, impregnated with urine or excrement, frightening places such as the edges of marshes or deep in the bush. They may also be linked to having witnessed a forbidden scene (similar to the "primitive scene" of psychoanalysts) of violence or sexuality.

The peculiar nature of the eye, its association with the function of communication, explain why contagion may be linked to the danger of crossing glances. The "evil eye" is a cultural syndrome encountered in many civilizations, particularly around the Mediterranean and in West Africa. The beautiful child is thus exposed to the "evil eye", particularly in a polygamic context with rivalry between co-wives. Hence, the old custom of concealing the baby from inquisitive eyes and not washing it at birth, which is supposed to be a protection like a carapace.

Anthropologists note **the present hybridization between "tradition" and "modernity"** in conceptions and practices. This is seen in the variety of "ways to health" and the therapeutic methods available from nursing staff, "witchdoctors", western health systems, and many intermediate steps.

Conceptions of trachoma in the cultures of West African countries

The little research devoted to the anthropology of eye infections shows that West African populations pay great attention to eye disorders that are irritating (itching, burning, gritty feeling, visual troubles) and easy to observe lesions. They consider as abnormal in the eyes any redness, secretion and suppurations, swelling. *The nyèdimi,* eye ache (from *nyè,* eye, and *dimi* ache, pain) overall denotes many eye disorders, in Bambara language. *Nyèdimi dialan* (from *nyè,* eye, *dimi,* ache and *dialan,* dry), corresponds to "xerosis" (dry eye) of Western medicine.

The populations are aware that eye troubles, whatever they are, if they are not looked after, can damage sight. They underline all the extreme fragility of the eye, a very precious organ because deprivation of sight represents a heavy drawback for the individual preventing him from providing for his needs and those of his family.

Infantile conjunctivitis, a minor illness

The frequent eye infections of the child, usually not serious, are associated with key moments in growth such as the growth of the first teeth, a period of particular fragility.

"If the child has started teething, his eyes redden, his body becomes hot, and he has eye infection. This is the *kolobo nyèdimi*. When the eye pains tire him, the child may also let the disease escape through the belly, he vomits and has diarrhea".

The conjunctivitis/trichiasis link is generally badly accepted

Trichiasis, with the telltale sign of in-turned eyelashes rubbing the cornea, is well known. Many terms describe it in the various languages: in Bambara language, *a b'i nyè sogosogo* means the "eyelashes prick the eyes", *nyèsibo* literally means "eye or eyelashes coming out", *nyé si karilèn* and *nyèsisara* refer to the "broken eyelashes" and the "dead eyelashes".

In most West African societies, locally-made tweezers (*kènkèn* in Bambara language), for pulling out the eyelashes, are part of the "outfit" of old people. These implicate trichiasis as one of the many diseases of ageing, and dreaded as such. Nevertheless, the populations do not establish a link between the conjunctivitis of childhood and the disease of adulthood or even of old age.

However, the perception of this link varies according to ethnic or social contexts. Thus the Dogons record that "a child who has eyes poorly looked after develops an eye infection in old age". Current anthropological researches comparing hygiene practices among the Fulani and Dogon, for example, will have a double impact:

■ they allow us to better understand the mechanism of disparities of prevalence between ethnic groups,

■ in the preparation of hygiene messages, they will take into account the intimate knowledge that the populations have of risks in their environment.

Conclusions and recommendations

In implementing a public health strategy, it is of vital importance for the populations to follow the measures suggested, and understand them. The frustrating consequences of insufficient consideration of the conceptions of the populations are now well known. This is why combating trachoma first of all implies understanding the real expectations and demands of the populations, and find adequate resources so that those working in the society acquire the medical knowledge useful to them.

Trichiasis tends to being accepted fatalistically. If trachoma control in recent years has not given the expected results, it is because some of the difficulty lies in mutual lack of understanding between health worker and patient, even the impression of the populations that their real problems are not taken into account.

Can traditional practitioners play a role in change of behavior, especially between mother and child?

"Do bè do don, do to don. Do tè do don, do bo don" (one person knows something that the other does not...). Proverb in the Bambara language

For a long time, western medicine has fought local healers, comparing them with illegal charlatans. The Alma Ata conference in 1978 marked a turnaround to the rehabilitation of healers, now called traditional practitioners in this era of primary health care. The term intends to pay respect to their long experience and availability. Traditional practitioners culturally used to listening, even to sympathizing, are from now on seen as a valuable relay, within reach of the most modest budgets. From there, has grown the idea to improve their training and integrate them in the networks dispensing simple and effective treatment. Moreover, they embody a real inheritance thanks to their knowledge of natural substances, which, in addition to their symbolic value, could constitute a valuable reservoir of molecules for the ongoing search for new medicines against emergent and re-emergent diseases.

Since then, attitudes to traditional practitioners have been highly variable. Depending on the country, traditional practitioners are regarded as an unrivalled, even effective, resource or as the eternal obstacle to rational and scientific procedures. In this latter case, it is difficult to train professionals towards whom a real mistrust remains. Furthermore, traditional practitioners are largely in competition with the official system.

Also, the portrait of the traditional practitioner has changed. Particularly in the cities, there are many hybrid characters combining popular practices with modern treatment, as is well illustrated by the case of AIDS. Some healers have their patients monitored in laboratories to check the "T4" number, (index of resistance to the HIV virus) and prepare therapeutic protocols that they try to promote. Finally, disappointment generated by an "inhospitable" medicine[4] has led many patients to return to traditional methods.

Without questioning the principle of collaboration, the WHO in recent years has shown more caution than in the past.

In Mali, where there are many types of «informal» health workers, 80% of the rural populations turn to these practices. Today, the Malian ministry of health officially recognizes the traditional practitioners as a link in the treatment system. Mali has created a department of traditional medicine within the national institute for research into public health (INRSP), issued regulations concerning the exercise of traditional medicine, registered medicines known as «improved traditional medicines» on the list of essential medicines and founded the Malian federation of associations of traditional therapists and herbalists. About fifty associations of traditional therapists are active in Mali including the Malian association for the promotion of traditional ophthalmologists (AMPOT).

Traditional practitioners, the relay between populations and modern health workers as regards hygiene?

Generally, in Africa, cleanliness is above all a woman's job involved in personal washing and body care, preparing food, cleaning the house and yard.

[4] Jaffré Y., Olivier de Sardan J.-P. (eds), 2002 – *Rapport sur les dysfonctionnements des systèmes de soins, enquêtes sur l'accès aux soins dans cinq capitales d'Afrique de l'Ouest*. Marseille, Unicef-Coopération française, 289 p.

Thus, where diseases due to lack of hygiene are concerned, it is particularly the traditional midwives who potentially have a great role to play and could transmit the hygiene message. In the rural environment, they are responsible for three quarters of childbirths. In the past, several reforms were planned to give them a role, elsewhere played by the "visitor" or "welfare worker". The results in the past were unequal, through lack of training and financial incentive. Nevertheless, eye care can be part of the midwife's work in a limited but real way. The medical bag of the "retrained traditional midwife" today includes tetracycline ointment for preventing neonatal conjunctivitis.

Conclusions and recommendations

Traditional practitioners are very frequently consulted by patients about eye infections. It is advisable to be extremely careful because many popular practices are harmful, like instillations of untested substances, possible sources of ocular superinfection.

The use of traditional practitioners to transmit relevant information is thus far from being the automatic thing to do. First, they are not in a tradition of "information". They work close to their patient, with whom they are "on the same wavelength" from the outset. Their possible integration in IEC programs would make them play a role that they have never held until now in society. Moreover, there exists unquestionable competition between doctors and traditional practitioners; and the latter may tend to protect their knowledge, which is also their livelihood. Only dialogue will make it possible to identify possible convergences between traditional practices and health messages. The difficulty lies in setting up a climate of partnership between professions that have a long history of mutual distrust.

Traditional midwives could more easily play a role. For this, they should acquire concepts of general hygiene regarding the cleanliness of underwear and linen in contact with babies, knowledge of the ways trachoma is transmitted and the action to be taken confronted with a manifest eye infection.

Finally, recognition of the role and social utility of traditional practitioners should not result in economizing on **a lucid thought on the dissatisfaction of patients** regarding the treatment given in the dispensaries or hospitals, insufficient reception, lack of availability and attention of the personnel, and the shortage of drugs and equipment. Above all, this recognition should not make us forget that, for example, reduction in maternal mortality passes through a decrease in non-medicalized childbirth. It is important for possible work with healers and neo-traditionalists not to be in contradiction with other health programs.

THE IMPACT OF TRADITIONAL SUBSTANCES ON THE EVOLUTION OF TRACHOMA

In the search for effective products, the African continent has a particularly rich flora to explore with modern means. In this context, traditional practitioners would appear to know how to use substances that may lead to important, even potentially remunerative, discoveries, on condition obviously that international regulations be fairer than in the past and protect their rights.

Eye infections, including trachoma, are the subject of many "recipes" with a very precise way of administration and indication.

Natural substances used in traditional medicine in Mali

The first Malian (ex-Sudanese) collection of medicinal recipes was prepared by Domenica Traore in 1920. Since then, several illustrated works[5] present the plants and describe their uses, with precise details on their geographical origins and their content of active ingredients according to the period and the collection area.

In Mali, the department of traditional medicine (DTM), which comes under the ministry of health, manages the policy of developing the traditional medicine resources. The DTM has been a partner center of the WHO for traditional medicine since 1980. Since 1983, improved traditional medicines (ITM) are an interesting attempt to validate the use of medicines resulting from the traditional pharmacopoeia, without embarking on the com-

[5] The work of Father Malgras, in 1992, lists 160 trees and shrubs used in the Sikasso region. As regards ophthalmology, 73 species from 28 botanical families, giving rise to 101 recipes of decoctions, macerations or simple boiling.
The thesis of Haoua Keita, for the district of Bamako, listed 60 recipes for treating eye infections, from 57 vegetable species distributed between 36 botanical families, a product of animal origin (honey) and one of mineral origin (cowry).

plete procedure leading to the marketing of products of the large pharmaceutical firms. The simplified procedure aims at confirming pharmacological activity, evaluating the toxicity threshold, quantifying proportions and quality control.

These medicines are not only of economic interest (their price being lower than that of equivalent specialist products), they form a bridge between traditional and official medicine. Seven of them today appear in the list of Malian essential medicines and the national therapeutic pharmacopoeia. In theory, they are available in all pharmacy dispensaries and medical units. None concerns trachoma.

In Mali, there is a legislative and statutory framework for the practice of traditional medicine in private surgeries, opening and operating herbalist's stores and production units for improved traditional medicines.

Medicines useful to explore?

Many substances are currently used in the treatment of eye infections. The ways of administering ocular remedies include instillation, fumigation and eye baths.

The disease targeted is primarily conjunctivitis. Trachoma probably appears in a considerable part of the disorders treated. The symptoms concerned in order of importance are *nyèdimi* (ocular pain), *nyèjaladimi* (ocular dryness) and *bugun* (blurred vision).

The use of mineral substances such as the dyes for leathers, derivatives of copper and antimony, arsenic, oxides of zinc and iron, goes back to ancient times. In the Maghreb and among the Malian Touaregs, antimony (kohl) was used in particular for eye infections. However, none of this treatment has been the subject of clinical trials in the modern sense.

The powders are supposed to be active both chemically and mechanically to dry the eye, scrape or extirpate the granulations. Powders based on goat excrement recall the importance of substances of animal origin in all the pharmacopeias. The eye baths utilize a whole range of plants. Shells play the same role as eyeshades, which were widely used in Europe in the twentieth century. In the Dogon region, the shell is filled with decoctions or various organic liquids such as tears, vaginal liquid, mother's milk.

Research undertaken between 1968 and 1996 on a score of plants has revealed properties such as antiseptic, bactericide, virucide, fungicide and pesticide, and plants with healing, anti-inflammatory and local analgesic properties, in keeping with the presence of alkaloids, flavonoids, saponins, tannins and terpenic compounds. In the field of ophthalmology, the effects concern the contraction of pupil (alkaloids), improvement in retinal and/or chloroidal circulation (flavonoids), regeneration of the pigment of the retina, rhodopsin (flavonoids), fungicides, anticandidiasis and antiviral activity (saponins), antiseptic effect (terpenes), softening and antipruritic substances (tannins), and the anti-inflammatory effect (sterols).

The revealing of active ingredients in the plants makes it possible to suppose a cause and effect link between the pharmacological activity of the natural substances and the use of plants by traditional practitioners. Chemical, pharmacological and clinical research must be more thorough if we want to go further. To date, no plant has proved its effectiveness in treating eye infections caused by *C. trachomatis*.

But firstly, there must be no harm!

An investigation carried out in Malawi suggests that 26% of blindness in a school for blind children would be due to the use of traditional medicines. According to research published over the last twenty years into the causes and prevalence of blindness in Africa, many traditional medicines, particularly those instilled directly into the eyes, aggravate eye infections and retard treatment of injuries and serious illnesses of the eye. Some of the scars observed could be due to traditional practices.

Conclusions and recommendations

There is no traditional substance that has demonstrated its effectiveness in treating trachoma. It is urgent to banish the instillation of mineral or traditionally-prepared vegetable products that are dangerous for the eye.

Having firmly stated this, we can reasonably assume that there are indeed traditional substances active against eye infections and in particular trachoma. Nevertheless, their large-scale use is not possible as long as there has been no research into their harmlessness and effectiveness compared with currently available medicines. It will then remain to organize research following usual scientific methods (clinical trials); then to produce drugs in industrial quantities in a suitable pharmaceutical form.

For products that comply with the criteria of non-toxicity and effectiveness, it is desirable to ensure their traceability, to allow the establishment of intellectual property in the event of confirmed effectiveness, in the spirit of the Rio Convention of 1992, which is designed to ensure that communities receive a just remuneration for their traditional knowledge.

The financial argument

Economic consequences of trachoma and economic impact of treatment

Cost-utility analyses

Recently, there have been economic analyses concerning trachoma. Economists and epidemiologists measure the seriousness of a disease in DALY (Disability Adjusted Life-Years). For any disease, this parameter measures the number of years lost and the deterioration in the quality of life of the years left to live. This indicator allows us to compare the seriousness of trachoma with that of other diseases.

The number of DALY lost because of trachoma is twice as much in Africa as in China and India for a much smaller population. In Africa, there is almost as much trachoma as cases of cataract, whereas in India there are six times more cases of cataract. Trachoma is much more significant than leprosy in Africa. In terms of DALY, in Africa, trachoma is a lesser priority than infectious diseases like measles. However, the prevalence of it remains high. It should be emphasized that its relative place increases with the epidemiological transition marking the retreat of most infectious diseases.

The consequences of trachoma are generally underestimated because they are only felt later in life after the initial infectious episode; often among people over fifty years of age and more frequently among women. The amount of blindness among elderly women does not appear fully when using the DALY because their life expectancy at this age is reduced. The value of the DALY also depends on the way of quantifying the disability. The rate of disability of 60%, often employed for complete blindness, is probably underestimated. These calculations do not take into account the pain caused by trichiasis not yet accompanied by total blindness. Recent research has shown that this pain is incapacitating and hinders the daily activity of women. Among children, the pain caused by inflammatory trachoma is not taken into account either, even if it can have a big impact on their physical and mental development. Finally, the shorter life expectancy of blind people must also be taken into account.

Cost-benefit analyses and research prospects

For a more complete economic analysis, which could be used for comparisons with other non-medical programs, it is necessary to develop benefit and losses from a monetary point of view. In cost-benefit analyses (in comparison with cost-utility analyses using the DALY), we measure the losses or gains in productivity. This measurement (sometimes based on the average of the GNP) is rather coarse. Not only the productivity of people in the formal sector, but also productivity of the informal sector (domestic tasks, for example) should be taken into account. The cost of assistance given to a blind person (estimated at 10% of the time of an adult) should also be considered. Worldwide, the total loss of productivity related to trachoma may be estimated at 5.3 bn dollars in 1995.

A social impact difficult to quantify

The social consequences of trachoma appear more meaningful when, instead of being expressed in DALY or dollars, we quite simply state the number of people affected by the problem. In Mali, the prevalence of trichiasis is estimated at 2.5% of women over fifteen years of age. If it is considered that half of these women will become blind during the last ten years of their life, the effect of trachoma on the village community becomes much more meaningful. In villages with high prevalence, one family in ten would be confronted with the problem!

The economic analysis must also examine the spread of the effect of trachoma according to the income of the population. At a personal level, trachoma has more of an effect on the least privileged. At the macro-economic level, trachoma has a disproportionate effect on the poorest countries, and especially on those where the value of an agricultural worker is lowest.

Research into the economics of trachoma has developed over recent years. The first models concerned short-term costs and effects. More elaborate models concern the long term, taking into account the interaction between factors.

The economic impact and the cost of intervention

The economic impact of the action to combat trachoma cannot be measured as simply in combating onchocerciasis, where the essential benefit, the recovery of cultivable ground, is easily quantifiable and easy to make understood by the populations. In the case of trachoma, the population greatly underestimates the possible benefit of trachoma control and does not see the benefit that patients can have from the trichiasis operation, which however brings immediate relief. One of the explanations is due to the fact that it is above all a question of preventing complications (and not curing blindness as in the case of cataracts), and that this problem often concerns elderly women.

The cost of the action consolidated in the SAFE program varies according to the strategy chosen. The mass distribution of antibiotics (even if its good cost-effectiveness is recognized in regions of strong prevalence) requires sizeable budgets if it covers the country or whole regions. More targeted strategies, requiring individual diagnosis, also involve considerable financial and human resources. Mobile teams engender considerable expenditure on transport. The cost of training personnel must be taken into account in all the strategies.

The external effects (positive as much as negative) of these various strategies are not always fully recorded. They differ according to whether they are "vertical" programs, functioning with personnel devoted exclusively to the trachoma program, or "horizontal", relying on the existing health services or a combination of both.

■ When the programs use the resources of the existing health services, they can reinforce them by offering the personnel further training and/or secondary benefit (vacations, means of transport, etc), encouraging them to strengthen their contacts with their communities by increasing their prestige and job satisfaction. On the other hand, the time devoted to combating trachoma by some of the personnel at the post can make them neglect routine tasks.

■ In the case of vertical programs, comparison between the distribution of antibiotics by volunteers and village health centers, which often lack essential drugs, risks weakening still more the image of these centers in public opinion.

The positive side is that certain components of the SAFE strategy, although difficult to evaluate accurately, have a potentially considerable impact on the local economy, such as improving access to water and sanitation systems.

The war on trachoma provides a noteworthy opportunity to closely associate health workers with development work (drilling, construction of wells, improvements in education) and alert other categories of the population (teachers, engineers) about the importance of their work for public health; in short to tackle a health problem from the economic and social angle at the same time.

Conclusions and recommendations

The economic survey of trachoma control is particularly important because of the strong competition with other infectious diseases. It is thus necessary to develop models evaluating the long-term effects of the SAFE strategy. This poses the problem of updating the future benefits. To facilitate these evaluations, it appears necessary to include economic indicators, even in the monitoring of programs.

CAN THE REDUCTION IN TRACHOMA BE USED AS AN INDICATOR OF DEVELOPMENT IN REGIONS OF ENDEMIC DISEASE?

To measure development, economists have indicators that are not very sensitive and difficult to interpret. The growth in incomes of inhabitants, for example, is not enough to measure the level of development. Furthermore, this data is difficult to obtain in poor countries. The indicators of wealth are based on the possession of certain goods considered crucial, which differ according to the country and culture. It is difficult to prepare an overall indicator.

The link between trachoma and poverty has been recognized for a long time, and it is thus not astonishing that the reduction in prevalence of trachoma could be proposed as a convenient and objective indicator of development. It is a reality often difficult to measure. Even more so as it appears relatively quick and inexpensive to study the prevalence of trachoma in a population, possibly during an investigation pursuing other objectives. Furthermore, the specificity and sensitivity of such an indicator need to be clarified.

The prevalence of trachoma is due to various factors (access to water, habitat, education, hygiene, etc.) essential to human development. A high prevalence inevitably reveals the particularly difficult living conditions of a community. From this point of view, the prevalence of trachoma seems a very specific indicator of human development

Moreover, trachoma is a sensitive indicator in that it makes it possible to quickly measure the progress of the development if the prevalence of trachoma decreases. The impact of improved living conditions on the disease can indeed be relatively rapid. In any case, it is a much more "flexible" indicator than death or morbidity rates, which only very gradually reflect improvements in sanitary arrangements and the health services. However, if trachoma indicates the existence of poor living conditions, on the contrary, the deterioration of living conditions in an urban context for example, will not inevitably result in a reappearance of trachoma.

In any case, investigations of prevalence of trachoma cannot replace in-depth investigations into the living conditions of the populations. The prevalence of trachoma is only one indicator among others whose convergence alone makes it possible to accurately identify problems of development.

We could even reverse the question and propose using the usual development indicators in trachoma control. It is sometimes easier to qualify local water resources than to turn over the eyelids of a certain number of children. In fact, investigations into poverty give valuable information on the risks of trachoma. Rather than a genuine indicator, trachoma must therefore be regarded as it was for two centuries, a revealer of poverty.

Conclusions and recommendations

To conclude, the prevalence of active trachoma is a fairly sensitive and specific indicator of poverty, which overall implies difficult living conditions. However, it is not a highly reliable indicator of development. On the contrary, poverty is a good indicator, especially in the rural environment, for suspecting pockets of trachoma.

Where should we intervene?

How can we identify persons or communities at risk from trachoma and its blinding complications?

Being able to easily identify subjects or communities at risk from trachoma, among which the blinding complications are more to fear, would facilitate the task of policy makers and program managers.

This identification currently rests on epidemiological investigations, during which a sample of the population is examined clinically by an ophthalmologist, or nurse specializing in ophthalmology. The major problem is not so much the cost of the investigations as the shortage of specialist personnel available for this work.

As regards West Africa, we have an appreciable knowledge of the prevalence in the general population in countries such as Mali, Senegal, Gambia, Ghana, Mauritania, Niger or Burkina Faso. In other countries, it is difficult to accurately determine the overall prevalence because most of the research has been done only on a local scale and in regions known as high-risk and unrepresentative. Extrapolation to a whole country from sporadic investigations is highly dubious.

Work carried out in recent years, mainly in West[6] and East[7] Africa, allow us to draw up a list of the trachoma risk factors. Does their knowledge, in principle, make it possible to identify the villages or communities to be treated, thereby saving on long and expensive investigations?

The WHO has developed a rapid method for evaluating trachoma to help the medical authorities of the countries to identify the most affected regions and districts and decide where to intervene in priority. This technique cannot replace real investigations in the general population for estimating the

[6] Gambia, Mali, Burkina Faso, Niger, Senegal.
[7] Tanzania, Kenya, Malawi.

real prevalence. Nevertheless, it is possible that a certain number of determinants of the risk of trachoma serve as references to the campaigns.

Children, principal reservoir of infection

In hyper-endemic areas, trachoma appears in the first year and prevalence increases very quickly to reach a maximum at the age of 2-3 years if the level of endemic disease is high. In Mali, for example, in the national survey of 1996-1997, the peak is observed at three years of age, where half of children present an active trachoma. Prevalence then decreases with age and the infection leaves observable scar lesions, increasingly frequent over time.

Contamination generally takes place within the family. Children of siblings with trachoma are more likely to develop persistent serious trachoma causing significant scars. Nevertheless, some children develop inflammatory reactions more than others, and may sometimes even be affected by trichiasis.

In regions where inflammatory trachoma has mainly disappeared, trachoma is found primarily in the adults in scar form. Trichiasis and corneal opacity then reflect the infectious episodes of childhood in populations where trachoma was rife a few years ago. Whereas the blinding complications can continue to be alarming, the decline of infantile disease allows us to foresee that trachomatous blindness will also decrease in the future.

Whereas girls and boys are equally infected in childhood, adult women are more often affected than men. In all countries, the later after-effects of trachoma, such as entropion-trichiasis and corneal opacity, are also more frequent among women than men. The more frequent infection of adult women is explained by their contacts several times a day with the infected child. Thus, in adults, the question arises of only treating women, assuming that men play a minor role in the transmission of the infection.

Can different immune reactions allow us to anticipate serious cases depending on the host?

The intensity of clinical signs of inflammatory trachoma does not only imply virulence or bacteria. It also depends on the immune response of the host to *C. trachomatis,* which has been the subject of many works.

The body is far from remaining passive to bacterial infection. It organizes an immunity response, which generally leads to a cure. The existence of repeated eye infections with the same stock of *Chlamydia* suggests however that this immune response cannot remove the carrier of the infection.

Furthermore, the immune response is far from being always beneficial. It has inflammatory symptoms that can exceed their aim and persist after the disappearance of the bacterium. These reactions can be responsible for severe late manifestations of trachoma.

The immune reaction probably varies depending on the individual within a family or group. There is no proof that any ethnic group is more particularly sensitive to trachoma or its after-effects, although certain observations would suggest it.

In regions of hyper-endemic disease, certain sub-groups of children respond to the infection by inflammatory reactions sometimes intense. It is generally children with siblings affected by trachoma. Are these exacerbated immune reactions of genetic origin or communal reinfection due to a high level of overcrowding?

Currently, no tests are available for anticipating the intensity of the immunity response to trachomatous infection and the seriousness of inflammatory reactions, possibly leading to blindness.

A dirty face, strongly associated with active trachoma

Ocular and nasal secretions from young children are sources of infection. Children with dirty faces are more likely to have trachoma. In Mali, Senegal and especially in Burkina Faso, the risk of active trachoma is twice higher for them and severe trachoma three times higher.

A random study of community intervention, carried out in Tanzania, showed that after mass antibiotic therapy, facial cleanliness of children decreased the frequency of serious trachoma. Research carried out in Mali and other countries of the sub-region also shows that the frequency of trachoma decreases with the practice of cleaning faces and even more so after a daily bath.

The practices of hygiene and cleaning the faces of children depend closely on the availability of water. Schematically, the greater the distance from water, the less frequent is the practice of hygiene.

The home and habitat

The most isolated villages appear most likely to have a high prevalence of trachoma. The absence of school and medical facilities, an over-populated habitat, beds shared by many children, are all markers of risk.

The environment

C. trachomatis can be transmitted passively by certain species of flies, in particular *Musca sorbens* and *Musca domestica.* There is a very close relationship between the presence of flies on children's faces and trachoma. *Musca sorbens* prefers laying on human excrement deposited on the ground. The presence of functional latrines near the house is associated with a lower prevalence of trachoma in several countries.

Research disagrees about the risk caused by the presence of cattle. *Musca domestica* is attracted by the excrement of cattle, but not *Musca sorbens.* Apparently, there is no more trachoma among stockbreeders. An explanation put forward is that owners of cattle enjoy a better standard of living, and can therefore take better care of their children.

Poor management of household refuse encourages the pullulation of flies, but little research has confirmed the connection with trachoma.

Socio-economic conditions

The prevalence of trachoma is conversely related to the socio-economic level of the families. In Mali, an inverse linear relationship has been demonstrated between the level of wealth and the prevalence of trachoma (fig. 1).

A low rate of education among parents and particularly the mothers is also a marker of risk of the disease.

The geographical situation

Investigations in Mali, Senegal and Mauritania show that, if trachoma among children is more frequent in the dry and arid regions of the north, it is not the same for scar lesions among adults. Trichiasis, in particular, appears more frequent and serious in the wetter regions of the south (fig. 2). Various hypotheses deserve to be explored to explain this paradox.

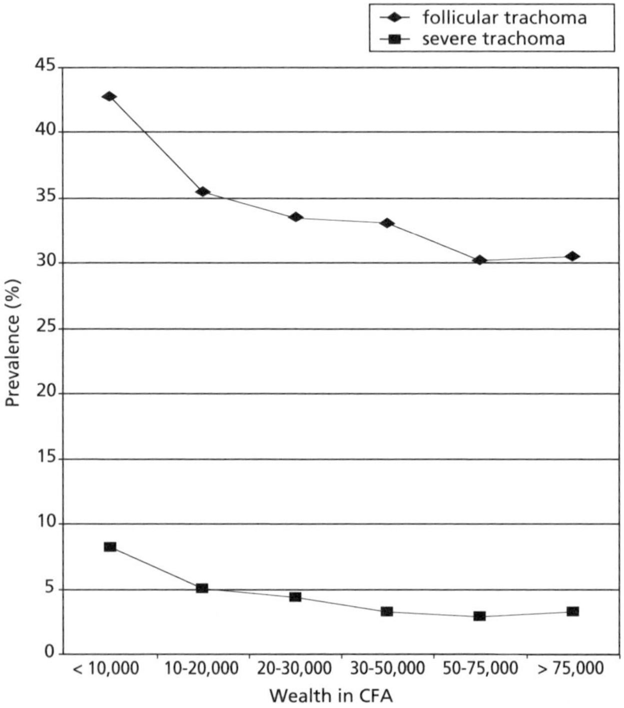

Figure 1

Prevalence of trachoma compared with personal wealth (Mali, 1997)

What is the risk of a person affected by trichiasis becoming blind?

Any person affected by trachoma can lose his sight because of bacterial keratitis, which causes the cornea to become opaque. However, the most frequent cause of blindness remains the ulcer caused by the friction of the eyelashes, which wound a cornea already weakened by dryness of the eye (due to deterioration of the secretion cells of the lachrymal glands). These ulcers are super-infected by bacteria or fungal infection leaving a scar on the cornea, which leads to a decrease in vision if the corneal opacity is central.

Trichiasis multiplies the risk of blinding trachoma by eight. Once trichiasis has appeared, a third of women under 35 years of age, and more than

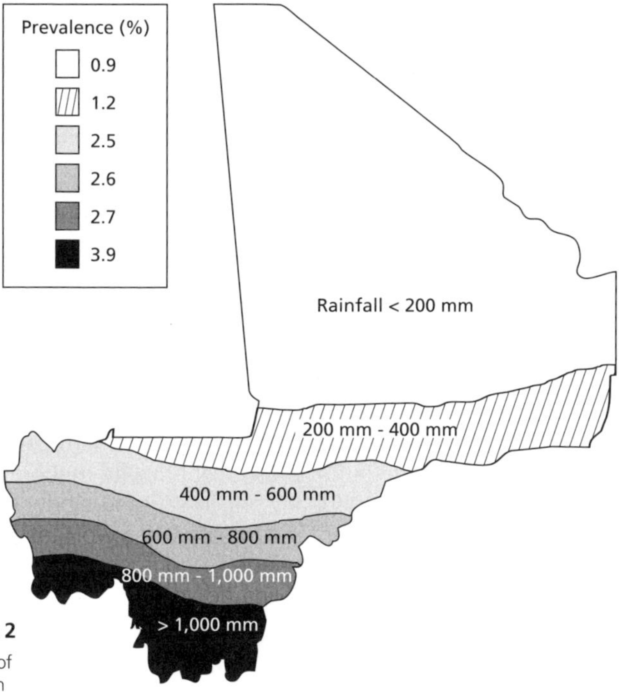

Figure 2

Map of the prevalence of trichiasis among women according to rainfall in Mali in 1997

40% of older women will develop corneal opacity within ten years and will become blind.

What influence has the prevalence of trachoma on the evolution of trichiasis?

A comparative study between Gambia, a country where the prevalence of trachoma is low, and Tanzania, a hyper-endemic country, suggests that the risk of trichiasis among carriers of conjunctival scars decreases when the prevalence of active trachoma decreases. Cicatricial trachoma develops less quickly in Gambia than in Tanzania. Gambia's example would thus tend to show the existence of a "virtuous circle": the less trachoma, the less serious and blinding it is.

Nobody can predict with absolute certainty the evolution of cicatricial trachoma in the absence of reinfection. It is possible that the inflammatory process will continue. Certain authors have put forward the hypothesis that a local antiseptic eye lotion, applied daily, could reduce the risk of corneal ulcer of bacterial or fungal origin.

Conclusions and recommendations

Trachoma is more frequent in economically underdeveloped rural regions, where water supplies and basic medical services are lacking. However, in the hyper-endemic regions, the spread of trachoma remains unequal, with pockets of trachoma coexisting in a mosaic with healthy regions, in a way difficult to explain.

Certain social and medical conditions are incontestably favorable to trachoma. There are many trachoma risk markers, but knowledge of them is insufficient to identify with certainty communities where trachoma prevails and accurately target the action. Thus, one cannot avoid clinically examining a sample of children in regions where the disease is suspected.

Nevertheless, when preparing and implementing intervention programs and trachoma control, it is essential to locate the risk factors that can be controlled by collective or individual measures when deploying the components of the SAFE strategy.

Means of action

MEDICO-SURGICAL RESOURCES

Entropion is defined as the introversion of the eyelid, where the front convexity is exaggerated so that it curves inwards and ends up being rolled up inside. Trichiasis can be described as an uncontrolled growth of the eyelashes, which rub the eye. For the WHO, it can be diagnosed as soon as an eyelash rubs the eyeball, or when there are signs of recent depilation of in-turned eyelashes. When one or two in-turned eyelashes rub on the conjunctiva but not on the cornea, we speak of "minor" trichiasis, all other cases are regarded as "major".

Trichiasis, entropion and corneal opacity are the after-effects of trachoma contracted during childhood. In certain regions, severe scars on the tarsal conjunctiva can appear in childhood, but their prevalence is generally low at this stage of life and increases with age. Reinfections in childhood and superinfection would seem to be responsible for complications in the adult. Opacity, when found in the center of the cornea is directly responsible for trachomatous blindness.

When and how can we operate on trichiasis?

In Mali, the national survey of 1996-1997 showed a prevalence of trichiasis entropion of 2.5% among women over 14 years of age. This prevalence goes far beyond the threshold of 1%, which according to the WHO is a sign of a major public health problem.

If it is considered that women are twice as often affected as men, approximately 85,000 persons would be waiting for an immediate intervention. The number of surgical operations on trichiasis is currently insufficient to significantly reduce blinding trachoma. Only 2,200 cases were operated in Mali in 2001. There may be insufficient treatment in the country, but this factor is not enough to explain the low number of interventions, since most general nurses or nurses specializing in ophthalmology responsible for these operations, do not operate more than fifty cases a year.

Many patients refuse to have an operation. Several hypotheses have been advanced: ignorance of possible treatment, low incomes, distance from treatment centers, low number of qualified personnel, poor quality of the treatment, popular conceptions of the disease, and the use of other methods (healers, rural pharmacies, etc). Thus, there are many barriers to surgery for trichiasis. During a study in Tanzania, where surgery was free, only one woman in five agreed to the operation. Others argued that nobody could accompany them, that the journey was too expensive, or that they had children to look after. Thus, fear of pain, lack of money, also lack of information or, on the contrary, the spectacle of recurrence after surgery represent the principal obstacles.

How can we operate?

Depilation is very frequently practiced by the patient himself or a member of the family. However, eyelashes that grow back or have been broken are even more aggressive for the cornea. The result of depilation is transitory, and can only be a palliative solution aiming at relieving the patient temporarily, while waiting for the right conditions for local surgery.

The hair follicles of the eyelids can also be destroyed by other means such as cryotherapy, electrolysis or laser. To be effective, these non-surgical methods must be renewed. Moreover, they are not easily available in countries of endemic disease.

Surgery for trichiasis thus seems the only strategy available for really preventing visual deficiency and blindness due to trachomatous trichiasis. Surgery should be done as soon as trichiasis is detected; in other words as soon as it is seen that at least one eyelash rubs the eye.

Many techniques are used for operating on trichiasis, which means that none is perfect. The two techniques currently most used are the Trabut method and bi-lamellar rotation of the tarsus.

In most of the French-speaking African countries south of the Sahara, the Trabut method used for more than fifty years remains the most often practiced. Two studies in Senegal report good results. In Dakar, the monitoring of 200 patients for two years reported 82% of satisfactory results. Another retrospective study carried out after twelve years on a series of 115 cases in Kolda in Senegal reported 74% of success.

The other technique, bi-lamellar rotation of the tarsus, is used in English-speaking countries and in Morocco. The principle is identical to the preceding intervention because it is still a question of incising the tarsus horizontally and turning the furthest part outward in order to turn the eyelashes away from the cornea. This latter technique was recommended by the WHO, following a random study in the Sultanate of Oman, which reported a success rate of around 80% after one year. Several non-random studies have shown similar results in Tanzania and Morocco. On the other hand, less effective results were reported in another study in Oman with 62% of recurrence after three years.

How effective and what rate of recurrence?

Surgery corrects approximately 80% of trichiasis within one year. Unfortunately, this percentage subsequently falls. Two to five years later, depending on the technique, the frequency of recurrence oscillates between 5 and 50%, even when the surgery is carried out under optimal conditions. We find no significant difference, whether the surgery is done by licensed ophthalmologists, simple assistants or specialist nurses, as long as the operators are well trained and have sufficient experience. Nevertheless, it would seem that ophthalmologists more often operate on more serious cases.

Whatever the technique, trichiasis seems to recur more frequently among women. Recurrence is also more frequent in regions with a high prevalence of trachoma and where infectious conjunctivitis is rife. Certain authors have therefore proposed combining trichiasis surgery with azithromycin antibiotic therapy, hoping to minimize the frequency of recurrence. There have been no studies to confirm the usefulness of this practice.

The effect of surgery on sight has not been quantified perfectly. Surgery can improve sight by decreasing intolerance of light and swelling of the cornea. It does not reduce the lesions and does not always definitively stop the progression of corneal opacity when very advanced.

Who operates?

There are too few ophthalmologists to deal with all cases of trichiasis. They can delegate this relatively simple and well-codified act to nurses specializing in ophthalmology or to trained nurses or general practitioners ("trichiasis operators"), guided and supervised.

Several studies have shown that nurses specializing in ophthalmology have better postoperative results than ophthalmologists, who often only deal with the most serious and/or recurrent cases. However, surgical training must be adequate. The operator must be trained by a surgeon ophthalmologist or an experienced nurse specializing in ophthalmology. For example, the duration of training is six months in Tanzania and one month in Mali, where operators must have carried out at least ten Trabut operations before being declared qualified.

Long-term monitoring of patients makes it possible to assess the quality of surgery and detect recurrence of trichiasis. Refresher courses and certificates for operators could be organized in a regular way to ensure the quality of the work.

When to operate and with what strategy?

It is obviously important to detect carriers of entropion-trichiasis before the cornea presents central opacity responsible for a decrease in sight, even blindness.

Experience teaches that the best strategy is the earliest possible screening combined with the possibility of surgery near the home of patients. Persons screened should be operated free of charge or at a cost compatible with their resources.

Conclusions and recommendations

In regions of endemic disease, screening and treating trichiasis can be part of a "minimum package of action" of the district health services, which assumes that each medical district has at least one nurse specializing in ophthalmology or a trichiasis operator.

The operators should always have two boxes of instruments.

Two strategies are then possible, which far from being opposed are rather complementary:

- operations at the district hospital on patients screened and referred from certain health centers,
- operations at the health centers or in the villages with a team from the district hospital (in Mali, this approach is called "advanced surgery").

The patients must be registered by each operator and monitored regularly. It is not enough just to operate. It is also particularly necessary to evaluate the quality of the intervention, to follow the patients and measure the sight before and after the operation. Without this, it would be impossible to determine the real impact of the intervention on sight.

How can we evaluate the amount of blindness prevented by trichiasis operations?

To answer this question, a mathematical model needs to be constructed including answers to the following questions: What is the risk of blindness among persons affected by trichiasis, the risk of recurrence and the influence of the prevalence of trachoma on the spontaneous evolution of trichiasis? It is also necessary to add into the equation the following elements:

- the death rate among patients affected by trichiasis,
- the annual incidence of trichiasis (the number of new cases of trichiasis each year), which depends on the prevalence of C. trachomatis in the community,
- the percentage of acceptance and surgical intervention.

Some answers are obtained by the longitudinal studies of Gambia and Tanzania. When trichiasis is present, we estimate that approximately one third of women 35 years old and more than 40% of women over 45 years of age will develop corneal opacity within ten years. Similarly, it has been shown that the evolution of the scars towards trichiasis was slower in areas of low prevalence of active trachoma, as in Gambia, than in areas of high prevalence like Tanzania. We do not know the natural evolution of corneal scars in the absence of reinfection.

Antibiotic therapy

Antibiotic therapy is the second part of medico-surgical interventions.

Azithromycin belongs to the family of macrolides. It has revolutionized the treatment of trachoma in recent years because of its effectiveness and its ease of administration orally, once or twice a year. Its molecule includes modifications, which explains its good diffusion in the organism and its penetration of cells where *C. trachomatis* exists. Today, it tends to replace the old standard treatment, an eye ointment with 1% tetracycline, whose long-term application is tiresome and badly accepted, particularly by children.

Because of its ease of administration, azithromycin lends itself particularly well to mass treatment campaigns or targeting groups at risk. With the few years experience we have, we can evaluate the positive and negative effects.

Positive and negative effects of mass antibiotic therapy on other pathologies and on the health of the populations concerned?

Azithromycin is an antibiotic with a broad spectrum. It is active on serotypes A, B, Ba and C of *Chlamydia trachomatis* responsible for trachoma; also on the other serotypes of *Chlamydia* responsible for genital diseases and neonatal conjunctivitis, and on many other bacteria.

Effects of the mass distribution of azithromycin on other pathologies

The prevalence of pneumococci and *haemophilus influenzae* in the upper respiratory tracts and conjunctiva decreases during the first months following the campaign. This effect disappears after six months. Diarrhea and respiratory infections decrease among children two weeks later.

Mass antibiotic therapy in the population can also treat urogenital infections, particularly those due to *Chlamydia*, and certain skin diseases (impetigo) of bacterial origin.

Azithromycin also has effects on Plasmodium, agents of malaria. Nevertheless, its use alone is not recommended. However, the study into association (particularly with artemisinine, chloroquine, or quinine) shows encouraging results. However, there is not yet any official recommendation in this direction in the campaign against malaria that would obviously modify the impact of trachoma control programs.

No serious side effects recognized during the mass campaigns

Experience with certain products in the past has shown the need for caution. Several mass campaigns had to be stopped because of adverse effects in the population. For example, in the fifties, the distribution of sulfonamides orally to combat trachoma in North Africa and the United States was abandoned because of rare but very serious skin allergic reactions to sulfonamides.

Azithromycin has relatively few side effects and it is apparently free from serious adverse effects. The most frequent incidents are not serious: abdominal pains, nauseas, vomiting and diarrhea. However, it should be noted that in mass campaigns it is not easy to detect isolated incidents: for example, in tropical areas it is difficult to accurately list the frequent diarrheal occurrences.

No abnormal formations known among pregnant women nor pathogenic effects in children under one year of age

To date, there is no proof of abnormal formations due to azithromycin. The Food and Drug Administration has put azithromycin in class B, which allows it to be used by pregnant women as part of a treatment under medical control. Nevertheless, the question is to know if this latter condition really applies in mass treatment. Even if certain programs distribute antibiotics to pregnant women and children over six months of age, the current recommendation of the WHO is still ointment with 1% tetracycline for treating pregnant women and children under one year of age.

Resistance of* Chlamydia *or other germs

The brevity of the treatment (one single administration) does not seem capable of modifying the composition of the bacterial flora of the nose, throat and conjunctiva in a durable and dangerous way.

In general, the large-scale diffusion of an antibiotic makes one fear the appearance of resistant mutants in the bacterial populations. Currently, only temporary resistance among stocks of streptococci and *haemophilus* has been published, and none has been shown as caused by *C. trachomatis.*

Nevertheless, the use of azithromycin during trachoma control campaigns seems capable of inducing resistance among stocks of *S. pneumoniae.* Therefore, vigilance is essential, as campaigns will extend over several years. Bacterial stocks capable of becoming resistant must be monitored. The resistance thresholds of the other bacterial populations must be clarified. For the *Chlamydia*, the reference method consists of typifying resistant genes.

Conclusions and recommendations

Until now, the distribution of azithromycin in mass campaigns has not been followed by any serious side effect. However, vigilance is essential because the war on trachoma will, in the future and for many years, concern populations often spread over very vast territories where medical services are far from dense.

The positive effects on other pathologies, especially sexually transmitted diseases, are certain. They should make those responsible for distribution very careful about possible misuse of the product; similarly regarding modifications of sensitivity of sexually transmitted diseases to antibiotics after these campaigns.

National strategies needed to make azithromycin available and ensure the permanence of distribution

The use of sulfonamides orally, or antibiotics locally, in combating trachoma is not in itself an innovation. In the past, it encountered certain difficulties, particularly allergic reactions, the side effects of sulfonamides and the difficulties of observation. Azithromycin, in a single administration, is perceived by some as a wonder drug, the use of which would smooth out all problems.

However, its use in mass campaigns raises several problems, particularly that of supplying it and its distribution methods.

Trachoma and the other campaigns against other endemic diseases

Today in West Africa, the war on trachoma is comparable to the fight against other great and very widespread endemic diseases, and to the serious consequences such as onchocerciasis or schistosomiasis based on a mass distribution of a drug without preliminary diagnosis of the patients treated. It is different from the procedures for diseases like tuberculosis or leprosy, which firstly must be diagnosed before treatment and secondly need the combination of several drugs possibly with serious side effects, hence the need for medical supervision of patients. The situation is very different in the case of trachoma where there is only one medicine without known serious side effects, and easy to administer.

Mass distribution also supposes the availability of a medicine stripped of side effects and bothersome effects specific to its method of administration. Indeed, for example, during the mass campaigns against schistosomiasis in Egypt, the administration of injectable drugs in the 1960's and 1970's led to a massive contamination of the population by the virus hepatitis C. The anti-schistosomal drug itself was not the cause, but the method of injection did not follow the rules of asepsis.

How can we prevent stock shortages and ensure adequate and regular cover?

This problem, traditional for all central medical stores in Africa, must be reviewed in line with the specific trachoma data; firstly the donation by Pfizer of 135 million doses of azithromycin, secondly the many supply sources of generic drugs no longer under patent.

In Mali, azithromycin has been on the list of essential drugs since 1998, which is well before the Pfizer "donation".

Possible sources of supplies

The Pfizer Inc. laboratory acquired the patent on azithromycin and marketed the product under the name Zithromax® in 1987. In 1997, sales of Zithromax® amounted to 821 million dollars. In 1998, this antibiotic occupied the third place in the hit parade of antibiotic prescriptions in the United States.

The Donation

A "beneficiary" country can obtain azithromycin free of charge from Pfizer through the International Trachoma Initiative (ITI) foundation. Launched in 1999 in two countries, Morocco and Tanzania, this donation was extended to Sudan, Mali and Ghana in 2000, Niger and Nepal in 2002, then Mauritania and Senegal in 2003-2004. In November 2003, Pfizer announced a gift of 135 million doses of azithromycin over the next five years.

This is a considerable donation. In 2002 in Mali, it was estimated at 400,000 dollars. This donation unquestionably influences the strategic choices of governments in organizing supplies and determining the target to treat. The duration of the donation is not known. Therefore, other possible supply scenarios should be considered.

Purchases outside the donation

A non-beneficiary country can buy the patent medicine from Pfizer through the normal pharmaceutical supply channels. In pharmacies, the purchase price for a 250 mg capsule of Zithromax® costs, for one patient, between 3.64 and 7.12 dollars, depending on the country.

Today, azithromycin is no longer under patent in Mali. The patent, issued in 1989 for ten years, expired in 1999 and was not extended. From now, the molecule is available in generic form. The price of these generics, whether manufactured in Spain, Portugal, Bangladesh or India, is much lower than the price of the patent medicine in the trade. Some manufacturers market it at one fifth of the price of the patent medicine available in the pharmacy.

International trade and patent regulations

In the context of international trade regulations, the question of access to essential drugs for developing countries was the subject of difficult agreements within the World Trade Organization (WTO): agreements on trade-related aspects of intellectual property rights (TRIPS), agreements reviewed at the conference of Doha (Qatar) in 2000.

On August 30, 2003, the WTO approved a text concerning two arrangements for facilitating access to drugs in developing countries: these are the right to parallel imports and the obligatory license, usable by a country only in the event of real national emergency or for urgent public health reasons.

The first allows a country to import drugs from another country different from that of the patent holder, and where they are sold cheaper.

The second allows a country to authorize a pharmaceutical unit at various levels, nationally or sub-regionally, to produce certain drugs, with or without authorization from the patent holder.

These arrangements, at present seldom applied by poor countries, can be exploited as part of trachoma control.

Purchases through the NGOs

In Mali, international NGOs intervene in combating trachoma. Among others, there are the International Trachoma Initiative (ITI), Sight Savers International, Helen Keller International (HKI), OPC (Organization for the prevention of blindness), Swiss Red Cross, MSF Luxembourg, Global 2000/Carter Center, Lions Club International, Islamic Relief, World Vision, etc.

The increasing intervention of NGOs in the field of public health and controlling infectious diseases outside emergencies has introduced a new variable into trachoma control. Firstly, the duration and extent of their work depend partly on decisions within the organizations. Secondly, their interventions need to be integrated into the national programs, to avoid any redundancy or waste.

Some NGOs, like Médecins sans frontières (MSF) in particular, have moved into a hitherto neglected field, namely access to essential drugs. MSF has thus imported azithromycin into Mali, obtained at a very reasonable price from an Indian manufacturer, and currently distributes it in a district in the Mopti region.

Who should buy azithromycin?

There are several purchase methods when the product must be bought, each of which has specific advantages and drawbacks. They can be bought nationally by the ministry for pharmacy of the country concerned, regionally by ACAME, or through the NGOs.

ACAME (association of central medical stores for essential generic drugs), created in 1996, covers practically all the French-speaking African countries to the south of the Sahara for the joint bulk purchasing of essential drugs. It carried out a first experiment in 1998, subsequently not renewed and limited to five drugs, including amoxicillin and chloroquine. NGOs are also an alternative source, with the advantage of multiplying supply sources and avoiding stock shortages, and the drawback of creating confusion by allowing two formulations to circulate for the same disease and many quality controls.

Estimate of needs

Needs can be estimated either upwardly, from the base of the health pyramid to the central level, which corresponds to the officially advocated decentralized planning, or centrally. At the moment, this latter way is used by the Malian national program for combating blindness, on a census basis and an estimated percentage of the population to be treated. This approach has the advantages of centralization. It is fast and avoids questioning all the levels of the health pyramid. However, it remains approximate, does not take into account the possibility of local stocks, which raises storage problems and favors "leaks". Above all, it does not conform to the law of decentralization.

Distributing the product

The strategy for distributing azithromycin depends on the targeted level of cover, the prevalence of active trachoma and the local characteristics, especially the density and mobility of the population.

Two ways of distributing products are theoretically possible, "fixed" and "advanced". The choice between the two is made according to the desired level of cover. Here also, each has its advantages and drawbacks.

Distribution from fixed centers

This option has the drawback of not reaching all the population. It presupposes good social visibility of the disease, an operational local health system and spontaneous recruitment of beneficiaries. In the case of Mali, this choice is not now relevant, since the level of initial medical training in the country is only 53%, which does not match the real level of accessibility of the centers, which, similar to the other Sahelian countries, is much lower.

"Advanced " distribution

The health center mobile team goes to the target populations, prepared in advance by the village leaders, and perhaps even gathered in a particular place. This option has the advantage of concerning the maximum number of people and involving the population more. It requires more logistical and time resources and consequently more expenditure.

The distribution campaign should take place during the dry season, before the rains, and should be the shortest possible, to avoid misappropriation of the product.

Distribution methods

Several distribution methods can be considered:

- indiscriminate distribution to all the members of the community; adults and children (strategy of mass),
- distribution to all women and children,
- distribution targeted only to homes where children infected by trachoma live.

Until 2003, the WHO recommended mass distribution when the prevalence of follicular trachoma was higher than 20% in children. This threshold was lowered to 10% at a scientific meeting of the Alliance in August 2003.

The idea that azithromycin treats sexually transmitted diseases ("one minute" treatment) spread very quickly. This treatment, intended for women, may be monopolized by men. To be sure to reach the reservoir, for reasons more sociocultural than epidemiological, it is perhaps preferable to favor a mass campaign.

When prevalence drops below this threshold of 10%, it is possible to use selective distribution just in homes where there is at least one child afflicted with trachoma. This latter strategy requires a clinical examination of all children.

Distribution standards

Distribution must comply with certain requirements:

- all patients meeting the selection criteria (sex, age, clinical state, etc.) must be identified and recorded,
- patients must definitely take the drugs in the prescribed doses and correct dates.

The drugs are taken and distributed under the supervision of the agent because children may spit out the product, and women may hide it in their hands.

Considering the special features of the war on trachoma, which depends on the will of the State and for the moment at least does not meet most people's requirements, the distribution of azithromycin should only be completely free for the beneficiaries.

What are the distribution strategies?

Distribution can be ensured by local health care teams (horizontal strategy), or by teams especially coming for this (vertical strategy). It may be either a question of already trained health workers themselves ensuring this function, or members of the community trained by the health workers (distribution on a community basis). This latter method of distribution can function either on a basis of voluntary help, as for ivermectin, or be paid for.

Distribution on a community basis

The trachoma control campaign rests on a systematic administration of the treatment to whole populations or to those targeted on non-medical criteria (age, sex, etc.). Distribution may be ensured by non-medical personnel, trained and supervised by health workers. When the prevalence of trachoma decreases and it is decided to choose a strategy only targeting families presenting residual cases of trachoma, it will then be necessary to perform a clinical diagnosis, and change the distribution strategy.

At the start, when the map of the endemic regions for intervention has been prepared, distribution relies on an organization both centralized and by stages, with a cascade of delegation of responsibilities, including an obligation to send reports up to the next level. This plan assumes the adequate training of personnel at all levels (medical district, health center, and community health workers). This training concerns prescription of drugs, supervision of drug distribution, and the writing of reports. When the distribution is targeted and requires a clinical diagnosis, it will be necessary to train nurses for this.

Several experiments of this type of distribution have been carried out in West Africa with ivermectin for treating onchocerciasis and albendazole for lymphatic filariasis. Distribution of drugs on a community basis was done through the existing medical system with delegation of responsibility from top to bottom, down to the local community distributors. The persons responsible for the programs did not find it useful to set up circuits outside the existing health system.

The head nurses train the community health workers so that they can inform the populations about the disease, identify cases eligible for treatment, distribute drugs according to age and size, make sure that they are ingested, and fill in the report notebooks.

Recruiting from the community has big advantages. For example, female agents in the village usually know if a woman is pregnant. Their good knowledge of the environment is a favorable asset compared with the second part of the alternative.

Vertical mass distribution

Mass distribution is often used to make up for the limits of the health services, which only reach some of the population. Vertical distribution programs have the advantage of encouraging the agents, mobilizing extra resources and deploying a visible and immediate aid.

Thus, we must accurately weigh the advantages and drawbacks of each strategy. The experts' opinion leans rather in favor of distribution on a community basis integrated within the existing health system.

How can we ensure the permanence of the distribution of azithromycin?

The elimination of blinding trachoma is projected for around 2020. It has to be hoped that before this date, prevalence will have fallen to less than 5%, meaning the end of transmission, and that the reform of hygiene and sanitation will stabilize the situation after the end of antibiotics.

How can we ensure the availability of drugs until there is an adequate drop in the prevalence of the infection? Whether there is donation or not, coordination between the State, *via* the PNLC/T (national program for combating blindness/trachoma), donors, NGOs and other partners in development, is essential for running the program. The document of the second phase of the five-year program of socio-medical development (PRODESS, 2005-2010) is about to be completed and a five-year plan for trachoma control forecasts the number of doses of azithromycin needed until 2009, with annual adjustment of doses distributed depending on the evolution of prevalence.

How much does the program cost?

What is the cost of the requirements for a country in a sub-region such as Mali, based on annual distribution?

By using generics, and by making a maximal hypothesis of cover for the whole of Mali, the annual cost for obtaining the product is estimated at three billion CFA. This sum is relatively high, compared with the budget of a developing country. However, it does not seem out of reach.

Also, the cost of the product needs to be added to that of its distribution, which can be lower if the trachoma control action is included in the current health system.

Conclusions and recommendations

Whether the product is donated or bought, the supply and distribution strategy depends on the ministry of health in the country. There is a cost, whatever the strategy used, independently of whether the supplies are free of charge or not. It is up to the ministry of each country to plan its needs and manage stocks, even if an international NGO helps it in this undertaking, and itself ensures the continuous availability of antibiotics until there is an adequate drop in the prevalence of trachoma.

Quality control of the product is also essential when generics are purchased.

What are the consequences of a mass distribution of azithromycin on the health system?

Whatever its distribution methods, mass campaigns will not fail to have an effect on the functioning of the health service.

The impact of vertical distribution

The vertical program is one more source of stress in the "daily race", keeping nurses away from their usual work in the health center. Many centers suffer from too many "revitalization" programs, all conceived centrally and reducing the role of nurses to carrying out orders sometimes ill-suited to conditions. Instead of concentrating on the wishes of patients, the nurse is especially concerned about satisfying the needs of specific programs. To do this, the nurse must often submit to rather formal exercises, which do not reflect realities in the field (progress forms, distribution lists, etc.). The nurse risks losing her small amount of availability for responding to the needs of the population, which will not improve frequentation of the fixed premises.

One wonders whether the revival of routine activities through periodic action is really effective. After a brief bustle announced with a lot of noise, the service sometimes finds itself at an even lower level at the end of the programs and budgets. This short-lived pressure on the health services does not always strengthen them.

Vertical action has other advantages and drawbacks. For example, resorting to new personnel paid for by the NGOs (the MSF strategy) can cause rivalry between the better-paid personnel and State health workers. Relationships between NGOs and local organizations are not easy, given the big differences in logistical resources and room for maneuver. On the other hand, the advantage is the injection of external resources. Moreover, the MSF takes care to involve at least one member of the health center in the distribution of antibiotics in each village.

The impact of distribution on a community basis

Experience has shown that a short training is not necessarily enough to make the aims of the operation and its methods clear. The distribution of a drug only seems to be a simple action. It is necessary to check that the drug has been taken without using force on young children, to administer the correct dose, to keep the registers and explain the reasons for the campaign.

Conclusions and recommendations

Successes, as much in programs run in the sub-region (onchocerciasis, lymphatic filariasis) as in the elimination of trachoma in some countries (Morocco), prove that it is not necessary to set up circuits parallel to the existing health system, risking extra costs for the government, and diverting the interest of health workers, attracted by special fees, towards this program to the detriment of other activities.

It is however essential for the heads of the health services to have the necessary resources at all levels to ensure the new action (training, supervision, collection and analysis of data, and reports), and consequently for the health system to have a reasonable budget. Thus, one cannot completely avoid the question of a surcharge, even while remaining in the usual system of activity.

The effectiveness of the strategy rests on the implementation of the national plan for eliminating trachoma through the central organization. When the plan has been adopted, the national coordination of the program undertakes to train instructors in diagnosis, recording and monitoring patients, doses, supervision of taking the drugs, management of medicines, overseeing the activities of the agents working at lower levels, preparation of reports, etc). The number of people to be trained, and the costs of this training, are to be determined by the coordination of the program.

The inter-sector organizations (medical regions and districts), which coordinate the implementation of the plan to eliminate trachoma, receive all the resources intended for this work at the level of their respective responsibility; then allocate them to the persons in charge of each sector of activity (education, health, etc.).

What is the danger of misappropriation of azithromycin?

The broad action spectrum of azithromycin[8], its ease of administration, its speed of action arouse fears of misappropriation during use in mass distribution, to treat other diseases, with or without compensatory payment.

The drug is normally administered under the supervision of the agent responsible for distribution, who keeps a named register of administration on a complete and periodically updated list of all beneficiaries. How can we make sure that all patients are reached and that the drug is indeed used only in the situations for which it was intended?

Experience gained with other drugs in the war against other endemic diseases is instructive. Indeed, unforeseen therapeutic indications have appeared. For example, Dapsone®, used against leprosy seems to have a "stimulating" effect, perhaps because of its action against the bouts of

[8] Acute or chronic respiratory infections, otitis and rhinitis, urinary infections, sexually transmitted diseases, opportunistic infections among patients affected by HIV, gastroenteritis, etc.

malaria. This "doping" effect, appreciated by the patients, causes a demand for drugs, even after the leprosy has been cured. Drug trafficking has developed with the complicity of certain nurses. Similarly, the effectiveness of ivermectin, used against onchocerciasis, on several intestinal parasites has resulted in persistence of the demand for the product outside distribution periods, and even after interruption of the treatment.

Azithromycin can be used in treating bronchopulmonary diseases. However, the most frequent indication will probably be sexually transmitted diseases and urinary disorders, where people feel embarrassed about consultations; this risks generating other trafficking.

With the pretext of increased demand, health workers with access to drugs, or responsible for determining local needs, can "inflate" needs.

Health workers can also misappropriate the product; a fairly current practice when the demand for a product is strong and its price is high. This risk will decrease if the price of the product drops and if it is widely available in the form of generics.

The risk of misappropriation can be avoided, or at least limited, by the use of DOTS (Directly Observed Therapy Short Course). This method is used in tuberculosis to prevent chemoresistance due to the irregular administration of drugs and the selection of bacteria. Community agents responsible for distribution make sure that the product is swallowed in their presence. They avoid entrusting to a third party, doses intended for a patient, who is absent during their visit. Nevertheless, they may undergo pressure from their associates to keep reserves of products.

This technique assumes a higher level of control and reliability from the supervising nurse. This supervising nurse must give the community agent the doses corresponding to the number of person living in his area of responsibility and listed in his book, and make sure that the names of person having actually taken the product are marked in the community agent's notebook. Unallocated drugs (people absent) should be returned to the nurse after the round, together with the names of those absent. Moreover, regular and systematic recording of drugs given to the health centers (batch numbers, quantities given, dates of withdrawal), recovery of empty boxes from the health centers, constitute supplementary measures designed to ensure traceability of the product.

Nevertheless, weaknesses in such a system are fairly quickly noted.

Conclusions and recommendations

The misappropriation of azithromycin during distribution on a community basis is quite possible. However, strict application of the recommended measures (especially supervision and control) would make it possible to lessen the scale and seriousness of it.

How can we evaluate the effectiveness of azithromycin?

For the individual or community, the effectiveness of an antibiotic such as azithromycin is evaluated as short term (less than one year), or long term (after several years). According to the documentation, one single oral dose of azithromycin is enough in more than 90% of cases to get rid of genital infections due to *Chlamydia* (cervicitis and urethritis). This result can probably be extrapolated to ocular *Chlamydia*. As regards trachoma, even if *Chlamydia* is no longer found in the conjunctival cells with the most sensitive laboratory methods (PCR), follicles and accompanying inflammation continue to evolve for some time. Conjunctivitis of other origins may also occur, simulate trachoma and complicate the diagnosis.

Short-term effectiveness

During the clinical trial carried out at the same time in Egypt, Gambia and Tanzania, a spectacular reduction in the infection was observed two to four months after antibiotic therapy. Two years later, prevalence had nowhere gone back to its initial level.

In other tests in Morocco, Gambia and Nepal, the therapy also appeared very effective in the short term. In no country, did the situation return to its original state within two years.

To evaluate the short-term effectiveness of azithromycin, a bacteriological examination, carried out with the most recent methods (PCR), would no doubt have been preferable to a simple clinical examination. At the moment, this method is only applicable in certain urban sites.

Long-term effectiveness

The long-term results are still difficult to specify. Morocco obtained very satisfactory results thanks to treatment repeated annually over three years. In one village, only one case of trachoma was announced after three years of annual treatment of the population. Similarly, in Nepal, three successive treatments were very effective.

The importance of cover appears to be the determining factor. In Tanzania, where the level of cover was only 65%, the prevalence of trachoma did not decrease one year after treatment.

Conclusions and recommendations

When the prevalence of inflammatory trachoma remains high, clinical diagnosis makes it possible to well evaluate trachomatous endemic disease and the effectiveness of the treatment. If prevalence is low, it can be worthwhile, when local conditions allow it, and when an equipped and qualified laboratory can participate, to use PCR to assess the real level of the infection.

WORK ON THE ENVIRONMENT

Improved private and public hygiene has in the past facilitated the disappearance of trachoma in many countries. Modern epidemiological and experimental research confirms their overall effect.

Changes in hygiene concern behavior of the people and environmental sanitation. Within this context, schools can play a role favoring the transformation of behavior. Still, this should go hand in hand with improving sanitation systems (water and management of refuse).

Can hygiene education and its application in schools help to improve hygiene in the families and villages?

There is no historical or sociological general study concerning the influence of schools on hygiene in West African countries. Several occasional studies have highlighted the importance of promoting hygiene in schools and the role that pupils could play in transmitting the message and changing behavior at home. These studies justify the strategies aimed at motivating teachers so that they again become a real force for change in the village.

In both Burkina and Mali, hygiene is officially recognized as a factor of progress and modernity in the educational world and a priority for everyone, perhaps because of the still high level of infectious diseases. However, the promotion of hygiene is currently covered in a few periodic projects supported by certain bilateral cooperation and the UNICEF.

The historical background and current evolution

In the nineteenth century, the importance given to Pasteur's discoveries triggered an evolution in society, persuaded to reform its ways of personal washing, spitting, and nose blowing. In France, the instrument of this "revolution" was the republican school, with hygiene education entrusted to the teacher, a highly respected person who put in a lot of effort. The reading of handbooks, with place of honor in primary schools, reveals insistence on good hygiene practices, washing faces and hands as well as clothing, and the declaration of dirtiness as a vice. In the forefront of the rules of hygiene, appeared the correct use of the latrines, management of waste and refuse, sweeping and mopping the rooms. The school, perceived as a potential source of contamination, was historically also the center of the war on trachoma. Notions about trachoma appeared in the program of teacher training colleges and were the subject of questions in exams.

In several countries like Vietnam and the Maghreb countries, the teacher played a major role in hygiene education. In Tunisia, during the protectorate and especially during the rapid growth in schooling that followed independence, the teacher kept this role of master in hygiene and even of nurse. It is he who was often responsible for applying the tetracycline ointment. The teacher training college organized visits of student teachers to dispensaries, to make them aware of the question of trachoma and to train them in screening it.

In West Africa, hygiene education today encounters difficulties, linked to the crisis in public schools. Immediately after independence, the emphasis was on mass education. In Mali, the net rate of schooling in primary education went up from 7% in 1961 to 41% in the year 2000. This rapid development, and economic difficulties of all kinds in recent years, brought about a loss of prestige in teaching and of those who represented it in towns and villages. In Mali and Burkina Faso, several reforms have not succeeded in stemming the deterioration in primary education teaching. In Mali, in the 1970s, following political conflict, around two thousand teachers were laid off and replaced by improvised teachers. At the same time, new schools were created without taking into account minimum conditions of hygiene.

"Deputy teachers" were recruited with a lower level of training than that of qualified teachers. The impossibility of setting up a mass education of quality generated a lot of frustration. Some families went to the Muslim colleges, which currently accommodate nearly 20% of children. The recent emergence, especially in rural environments, of schools managed by the community, teaching in French or the national languages, often poorly controlled by education inspectors, is also revealing the crisis in the public system.

In Mali and Burkina Faso, the living and working conditions of teachers (lack of books and teaching documents) have gradually deteriorated, resulting in lower professional conscientiousness and motivation of teachers. Teachers are poorly paid and no longer have the charisma that enabled them to significantly influence behavior and opinions in the community; or they no longer want to engage in any action beyond the limits of their work.

The image of the scholar as a different being, bringing hope to the group of a rise in social standing, has also changed a great deal; progressively as the unemployment of graduates reduced these brilliant prospects to nothing. Many families ceased regarding investment in education as a priority.

Today, most children leave school after six to nine years of education without acquiring the minimum essential knowledge especially as regards hygiene. This is particularly true for girls, who usually occupy the function of older sister and very often find themselves mothers shortly after leaving school.

Hygiene education

During the colonial and immediate post-colonial period, hygiene education was universal and rigorously applied and guided by the teachers. It was authoritative in style, generally accepted at the time, requiring few visual aids or participative action.

In recent years, hygiene education has been neglected. Handbooks have disappeared from the basic primary school documentation. Currently, hygiene has a very small place in teacher training.

A considerable proportion of schools do not have the minimum conditions (no water or latrines) needed to demonstrate hygiene procedures and to get into the minds of pupils the model experienced at school.

Hygiene education in general and its practice (cleanliness of schoolchildren, classes, latrines, water points and the yard) cannot be developed for trachoma alone. To promote hygiene in regions of trachomatous endemic disease, there has to be harmony between natural science programs (notions of microbes and infectious diseases) and hygiene programs (cleanliness of hands and face in everyday life). However, reference to trachoma control can help to mobilize society in regions of endemic disease because it provides a concrete illustration of the benefits expected from hygiene.

Schoolchildren and the environment

The evaluation of trachoma control campaigns reveals that the child is often considered by the mother as the source of knowledge about trachoma. If schoolchildren themselves adopt what is taught about hygiene at school, they can pass on this information to the family and talk about it with playmates of the same age group who do not go to school. However, there are difficulties in talking about this subject, which is considered delicate by older relatives or those in authority, for whom respect overrides familiarity.

The influence of schoolchildren alone is not enough to change habits. Communication channels, other than the school, such as the "free" community radios, or shows in the villages[9] can relay messages about hygiene. It appears easier to answer questions from parents rising from listening to a radio broadcast about hygiene than to approach them directly.

Involvement of the community and partners

Experience gained in the sixties, and a few current projects in the area, show that it is possible to generalize hygiene education and its practice in the school environment. However, the teacher cannot alone fulfill this mission. He can involve associations, seek the cooperation of the municipal and technical services of health and sanitation, where they exist, or the agent for village development, to support him in communicating the concepts of hygiene and suggesting innovations.

Industrial soap is not available, neither to poor people in the towns nor to the majority in rural areas. In many villages, potash soap is made with shea butter by women. The teacher can urge associations of mothers of pupils to produce the local soap. Additional finance is possible through the

[9] An experiment of this type took place in partnership with "Clowns sans frontières".

NGOs, twinning with towns in the north, village association networks, non-resident members of the villages concerned and the humanitarian work of tourist organizations.

Today, international initiatives supported by UNICEF, UNESCO, WHO and the World Bank encourage the resumption of hygiene education and its practice in the school environment. Moreover, Burkina Faso, with the support of its partners, has just prepared a national policy document concerning hygiene.

The ten-year plan of basic education, in Mali and Burkina Faso, gives more place to hygiene, and improving the environment.

Conclusions and recommendations

The school can be regarded as an excellent place for communicating the hygiene message and inculcating good hygiene habits in children. Although this only concerns some children, they can in turn help change behavior within the family.

Schoolteachers should have handbooks bearing in mind local situations. So that practice accompanies theory, each school should have a water point and latrines.

The intermediary for the school within the community can be local television and radio or local theatre groups, in agreement with the national education system.

Can the availability of water improve protection against trachoma?

Water must be available for good hygiene practices to spread. The link between the difficulty of access to water and trachoma has been clearly established. The risk of trachoma increases with the distance to the water supply. In Mali, the quantity of water used for washing the child is inversely proportional to the distance from the water supply. The current challenge is to give rural populations access to water in sufficient quantity. Even if the quality of water is less important in combating trachoma, it is reasonable to aim at increasing the quality and quantity of water at the same time in order to reduce the prevalence of all diseases transmitted by water.

However, even if water is available, its use for hygiene purposes is not automatic.

The existence and proximity of water points

The increase in the number of water points and supply facilities are a priority in order to satisfy consumers and avoid the long queues seen in certain African towns at the public fountains.

In Mali, several thousand villages are still several kilometers from a permanent water point, whether traditional (well, river, side channel, rainwater) or modern (modern well, bores equipped with pumps, public fountains, etc). All the village water programs in the coming years will help to improve hygiene and thereby reduce the prevalence of inflammatory trachoma.

Access to water for the greatest number

Running water supplies to the home are limited to medium and large towns and only reach the middle classes and the well-off. In these towns, the water supplies were first organized by the authorities. In certain towns, privatization of water conveyance in the nineties sometimes reduced water supplies to the poorest townsfolk because of increased prices.

In the poor rural regions, the private sector is reticent to finance investments considered not very profitable, such as the creation and maintenance of modern water points. When villages are already equipped with such water points, various systems for recovering costs can be set up. They are run by committees, which often encounter management problems, lack of spare parts and recurring social conflicts concerning the rotating use of the water points and allocation of resources among consumers.

Maintenance of the water systems

In the Malian rural environment, approximately 30 to 40% of the systems no longer function a short while after installation. However, the experience in Mali, Burkina and Niger shows that when the issues of the utility services are discussed in line with local politics, and communities are involved at the various stages, people are better organized to maintain the system in operating condition. However, they need to be prepared for this task. The cost of repairing pumps varies, and can be very high, even prohibitive. Repairs could be often done by local mechanics at low cost.

The example of Morocco illustrates the importance of the public administration of water in combating trachoma. In the oases of the south, the national office for drinking water has financed the water supplies of rural communities from its own funds, and supported village associations to equip themselves with sanitation systems.

As part of decentralization in Mali, the local districts are invited to play an effective role in this field. The new institutional framework allows the transfer of decision-making and control over expenditure to the local authorities, which set priorities and take responsibility for supplying essential collective services, including water. They can use the local taxes for this, and negotiate a budget with the State.

The role of the various players in improving access to water remains to be fixed; the local districts in the choice of equipment and its management; the State in the identification of water resources and ensuring fair distribution.

Uses of water in the households

Even when water is available, social customs can, despite everything, hamper the benefit for children, the reservoir of trachoma. Whatever the quantity of water, custom often restricts the quantity of water reserved for washing children and babies. In several West African societies, when there is a water shortage, only the morning wash of adults remains a priority, especially the face. Failure to perform this practice can bring misfortune on people encountered. On the other hand, children, particularly the very young, are often regarded as innocent and not a danger to others. Moreover, dirtiness is traditionally accepted for babies as a way of protecting the body. In other groups, the baby may be cared for attentively, but the young child who starts to walk receives less attention as regards cleanliness – as if he had to get used to the pathogenic environment where he is to live.

Even if the utility of washing is recognized, in rural or urban environments without water conveyance, the traditional systems of storage do not provide permanent access to water and fair distribution among all members of the family. There is little water storage capacity at home, even when the source is located in the village or the home district. The child's access to water is often limited and passes via the person responsible for looking after him. Consumers lack low cost domestic storage and distribution systems; such as containers (earthenware jars or buckets as in Togo) fitted with taps. For example, the production cost of a plastic prototype is 14,000 FCFA per unit. The price could be reduced, if the market is large enough. Thus, improving conditions of hygiene and living standards in the countryside does not necessarily engender the retreat of trachoma.

Fitting faucets in houses does not necessarily change the way in which mothers clean the child's face. There is no provision for discharging waste water, and the water basins used again on several occasions are a reservoir of reinfection for the household. Furthermore, puddles in the domestic quarters can create an environment favorable to the proliferation of mosquitoes (particularly, anopheles, the vector of malaria). There needs to be a wastewater removal system. Absence of this creates voluntary restrictions on water, like that seen in Egypt.

In the immediate future, habits created by shortages mean that there is hardly any waste. Improving access to water should allow a less parsimonious use of water for washing children. The evolution of customs in this direction can be helped by information-education-communication (IEC) action. In Niger, an educational program around the water points obtained significant results thanks to "health communicators" stationed in the district health center, who succeeded in creating a real climate of cooperation between the health services and villagers. The NGOs and local associations can play a role in the prevention of trachoma, when creating and maintaining water points.

Conclusions and recommendations

Improving the availability of water in the villages is a fundamental factor for changing the population's hygiene practices. Combating blindness is a powerful argument for developing or renewing water points near dwellings. The upkeep of wells and bores already installed is a major problem that must be tackled by the authorities and the many NGOs working in this field.

This provision of water is not enough in itself. Water systems must be accompanied by IEC action aimed at improving the cleanliness of children. The work of anthropologists suggests finer and more complex analyses are needed.

Simple equipment for storing water in the house may also facilitate its use for hygiene purposes.

What can we expect from controlling flies in the prevention of trachoma?

Several studies suggest the importance of controlling flies in reducing trachoma. The measures advocated rise from the idea that it is preferable to eliminate flies from the home environment. For that, it is necessary to use latrines, have good management of domestic refuse, keep cattle away from dwellings and clean secretions from the face, which attract flies.

Flies, especially *Musca sorbens*[10] *and Musca domestica*[11], are known as passive vectors of trachoma. They can carry *Chlamydia trachomatis* and deposit it on the eye of a healthy child. Secretions from the nose and eyes also attract flies. Measures encouraging cleanliness of the child will decrease this attraction. Thus, flies on children's faces signal an increased risk of trachoma.

Many species of flies lay their eggs on excrement. They carry fecal matter and convey pathogenic agents present in animal or human feces. All factors are present so that they transmit germs, especially when they are put on human food. Flies have a real and sometimes major harmful effect.

Spraying DDT proved to be effective in the past, but many species are now resistant. A pilot study has shown that spraying deltametrine (insecticide derived from a plant, pyrethrum, not very poisonous for the environment) for three months reduces the number of flies by 75% and the incidence of trachoma at three months by 75% in villages where applied. The authors also observed a reduction of 25% of infantile diarrhea (a phenomenon already noted in other research). The collateral effects on other diseases must therefore be taken into account. Nevertheless, in the end, extensive insecticide spraying finally has little effect on the density of flies and does not appear to be possible at present.

The ecological approach consists of, as far as possible, eliminating the reproduction sites (excrement, refuse). Six or seven days are needed for the eggs of the common house fly *Musca domestica* to turn into larvae, which migrate into the ground and then hatch. It is therefore important to eliminate refuse and excrement before this time.

Building functional latrines reduces the density of flies and contact with the eyes. In Gambia, in villages where latrines had been built, the number of fly-eye contacts and the prevalence of trachoma fell by 30%.

[10] *Musca sorbens* prefers laying its eggs on human feces deposited on the ground and not in the latrines; to a lesser extent on the excrement of animals.

[11] The pullulation of *Musca domestica* is encouraged by the presence of animal excrement.

Setting up a policy of building latrines does not pose real technical or financial problems. The great difficulty is using and maintaining these places; failing which, the sanitary risks and drawbacks prove to be higher than in their absence. This implies taking into account customs and cultural preferences. Many rural people consider that human excrement is dangerous and that the best strategy is to disperse it into nature. The idea of latrines accumulating feces is repugnant to them, as well as the idea of mixing urine (considered without danger) and excrement. In certain cases, showing the benefit of the installations in terms of more privacy can be more effective than justifying it as a means of preventing disease.

The cleanliness of houses and yards has a well-known effect on the density of flies. The association of the proximity to cattle with trachoma is debatable (protective factor in Mali, aggravating factor in Burkina Faso). In fact, the importance of cattle, a source of wealth, and the difference in customs between nomads and sedentary populations could be confusing factors. In any event, one has to be very careful before blaming man/animal cohabitation, very much anchored in custom. Differently from human excrement, considered dangerous, animal excrement appears to the populations as without danger and even valuable as manure. Nevertheless, it appears desirable for animal waste and refuse to be removed from yards of houses as quickly as possible.

Conclusions and recommendations

The reduction in the number of flies landing on the eyes is an important element in combating trachoma. Flies, which cannot be controlled by spraying insecticides, could be controlled by environmental sanitation. It is first a question of installing suitable latrines where they do not exist and making sure that they are used. The removal of refuse and animal manure from house yards also eliminates sites where flies breed. Removing the feces of children from the immediate environment by burial or depositing in the latrines is also useful.

What are the main hygiene and sanitation measures for combating trachoma?

The increase in available drinking water and sanitation are some of the factors contributing to an improvement in the health of the populations.

The lesson of history is revealing here. The pastoral revolution, in the widest sense, made Europe sensitive to insects and refuse. At the end of the nineteenth century, after the mosquito of the anopheles kind was recognized as a transmitter of malaria, insects became the enemy in the mind of doctors, and progressively in the mind of the public. In the countryside, heaps of manure gradually disappeared from in front of houses. Latrines at the bottom of the garden were moved into the house. The pump gave place to the faucet. All these transformations in Europe required more than a generation. In the rest of the world, when they gathered speed, it is generally in a context of intense political upheaval, sometimes at a high human and social cost, like the Chinese revolution.

Where trachoma is concerned, it is clear that good sanitation effectively helps to reduce the spread of the disease. Indeed, it causes the disappearance of human or animal excrement, and solid or liquid domestic waste, of which the fermentable or putrefiable part attracts flies, vectors of the disease.

The current situation

In most "water and sanitation" programs in the last thirty years, the effort of all the partners in development (international backers, NGOs, governments, local communities) has been directed to bringing drinking water to the urban and rural populations. The "sanitation" element has been the poor relation in development projects. It is true that the populations demand drinking water as a priority.

Nevertheless, as regards sanitation, a certain number of advances are real, especially in the towns. Independent sanitation on house plots is widespread. Most of the time, this consists of a latrine and a cesspool for collecting waste water. Models of improved latrines are now well known and their use is supported by the NGOs. Semi-collective sanitation systems are being developed. Many towns have set up a commercial service of mechanical emptying by truck. A system of pre-collection of domestic solid waste, set up by district associations and NGOs, is developing quickly. This makes it possible to periodically evacuate solid waste from the districts, usually twice a week. Investigations have shown that inhabitants are ready to pay, if they get the service (waste disposal and drain sludge). Nevertheless, many problems remain; intermediate depots not evacuated, illegal dumping of drain sludge, lack of tips, etc.

In the rural world, sanitation has more often been the subject of information and educational campaigns than real improvement or construction programs. These campaigns were generally about personal hygiene and sanitation in the surroundings: sweeping yards, waste disposal, developing water points, etc. Combating blindness (and trachoma) is seldom mentioned during such campaigns (except perhaps in regions where the endemic disease is present).

Thus, the situation remains satisfactory to varying degrees in rural regions. In many villages, places for defecation are still very often used. Existing latrines are very basic. Domestic animals wander about, including in the village compounds and land. Household refuse remains on the plot or, at best, is evacuated to the nearest place, not necessarily suitable (abandoned plot, nearby valley slope, etc.). This disposal work is often the job of young children, which also explains the proximity of the discharge points because of their limited strength.

However, the work of anthropologists leads us to moderate this picture according to the village and region, which could explain differences in prevalence.

Long-term measures

Let us remember that it is a question of changing behavior resulting from ancestral customs, in which the relationship of cleanliness and dirt has been established with reference to order and disorder and thus, finally, to the construction of social ties. These practices have their own logic and are adapted to the local situation.

Thus, any policy aiming at changing practices must be long term. However, too often, the short duration of projects does not allow for continuity. Moreover, any voluntary modification in behavior implies that the populations understand the reasons for, and the value of, the suggested change. In this respect, the IEC campaigns have shown their limits; their evaluation has demonstrated the memory powers of the villagers more than their real adoption of the concepts.

The promoters of these campaigns have understood this fact because they now prefer to target two sectors of the public:

- women who, as mothers or future mothers, can transmit the new practices to their children,

■ schoolchildren ready to learn and absorb new knowledge through the school.

In both cases, it is a long-term aim and forms part of a program spread over several years rather than an occasional project.

The current decentralization policy in West Africa may be a chance to see the war against disease receiving increased local resources, especially if this policy results in the delegation of a real autonomy of decision and provides the rural authorities with the resources for implementing their decisions. It remains to convince politicians of the importance of devoting resources to this fight, being aware that politicians are concerned with short-term visible achievements, not public health, where improvements can only be measured in the long term.

Moreover, even if it is important to mobilize local councilors, decentralization should not release the State from its responsibility regarding the health of the population. It is up to the State to implement a long-term public health policy and stimulate the war on trachoma.

Recommendations

A certain number of simple measures can be proposed for combating the transmission of trachoma.

Disposal of domestic waste

The main objective is to remove waste within a time shorter than the hatching cycle of the eggs, which is less than six days. Burying waste remains the most attainable solution for populations without technical or financial resources. It is common for domestic waste to be used as manure in the "kitchen garden" or fields. This practice can be maintained, on condition that the waste is immediately buried in the field or garden.

Incineration, another simple technique, depends on the kind of waste and the climate.

A single site for disposal can be considered, with a basic treatment of waste either by periodic covering, or by continuous incineration. Its site must be carefully chosen to avoid polluting the environment, particularly rivers. Ideally, the distance to the dwellings should be greater than the flight distance of flies.

It is understood that more effective solutions should be used as soon as the authorities have better resources.

Disposal of excrement

The simplest measure consists of moving the defecation areas beyond the flight distance of flies, but this appears difficult to achieve. Moreover, when the villages are close together, flies prevented from going to one village may go to another…

Improving the existing latrines is another more realistic solution. The effectiveness of improved latrines (particularly with a ventilated pit), installed in public buildings and schools, is no longer in doubt.

More than speeches on health and hygiene, it is often the argument of comfort (intimacy, elimination of smells and flies) that triggers the will for change and investment. The organization of rural societies, the appearance of a middle class, the influence of migrants bringing modern ideas are also powerful factors of change.

The penning of animals in the village is highly recommended. Among other things, it makes it possible to concentrate the animal excrement for use as manure on the fields. Here too, it is advisable to bury this manure as quickly as possible.

Improvement in good hygiene practices

The hygiene message only has a chance to be integrated in new practices if it is repeated regularly, and with a real dialogue. Periodic assessments should be made to find out the impact. In areas with trachoma, the message should insist on washing the bodies and faces of children, washing hands after defecation or after cleaning a child's dirty buttocks, before meals, cleanliness in the home, clean kitchen utensils and clothing. The child's daily bath also appears more effective than washing the child's face.

Improved domestic hygiene in order to decrease trachoma will have beneficial side effects, particularly on diarrhea among children, responsible for more than a quarter of deaths in this age group. A health education program centered on washing hands and body cleanliness held in a Gambian village has shown that the incidence of skin diseases, eye infections, and diarrhea decreased by more than half, whereas the incidence of respiratory diseases remained unchanged.

Conclusion

The domestic environment of poor populations increases the risk of transmission of trachoma. This risk can be reduced if a policy of access to drinking water and environmental sanitation is followed with determination over a long period. The local communities need to be made aware and prepared, but it is up to the State to make access to water and sanitation part of its health policy.

People and organizations

WHAT IS THE ROLE OF "MOTHER AND CHILD" N THE TRANSMISSION OF TRACHOMA? HOW CAN WE REDUCE OR PREVENT THIS WAY OF CONTAMINATION?

Although the effects of trachoma have been known for thousands of years, the ways of direct transmission of trachoma from one person to another are still not perfectly understood. Moreover, there is indirect contamination through contaminated objects such as towels, handkerchiefs, clothing, and the mother's "shawl", which is used for blowing the nose, and wiping the eyes and face of the child.

Children are the classic "reservoir" of *Chlamydia trachomatis*. However, in general, it is not enough to only treat the children for the infection to disappear from a community.

Any person looking after a child carrying active trachoma risks being infected. Thus women, because of the constant care that they lavish on children, are most at risk from reinfection, and evolution into trichiasis and blindness.

Mother and child, seemingly inseparable (the mother with the child on her back in West Africa), therefore are the first to have attracted the attention of epidemiologists. In this "couple", the risk of contamination goes in both directions.

In Mali, children raised by women with active trachoma are more at the risk of contracting trachoma. The prevalence of trachoma in children increases with the age of the mother, perhaps also with the size of the family. Moreover, mothers of children infected by trachoma are more frequently infected than those whose children do not have trachoma or those who do not look after children.

However, the identification of the mother and child, in the strict sense, as the pivot of transmission appears too restrictive. In West Africa, apart from the breast-feeding period, the mother is not the only person to look after the child. Young women are frequently responsible for many domestic or agricultural tasks, and other women look after children: elder sisters or grandmothers, who may be infected, then in turn become infectious carriers. In fact, a mother often has little contact with her child during a good part of the day, except for breast-feeding times. It is only during the night that children are very close to their mother. Children already weaned are constantly under the protection of the grandmother.

The people who look after the child while the mother works can infect this child or be infected by him, as the child can be by his mother or conversely.

Considering the social organization of many African communities, it is thus essential to pass the message concerning the war on trachoma to all those coming into contact with the child.

Conclusions and recommendations

The mother has an intimate contact with her child, but many other women may play a role in the transmission of trachoma, especially older sisters and grandmothers. All must be targeted by the IEC campaigns to change hygiene practices.

The school can play a role in informing older sisters when they attend it. Elderly women can receive advice through women's associations.

The messages concern the need to use a clean cloth to wipe the child, to wash the hands after certain care, and to remove the feces of children from the house yard and the immediate neighborhood of the house. This disposal is far from being foreign to the codes of civility of many villagers.

HOW CAN WE MOBILIZE SOCIETY, ESPECIALLY WOMEN, IN THE WAR ON TRACHOMA?

The status of women varies considerably between cultures in the African continent, but in most West African societies, women, traditional guardians of the home, play a prominent role in everything concerning the education of children.

They are involved in most sanitation activities: sweeping the hut, washing children, washing clothing and kitchen utensils. They transmit the codes of conduct concerning cleanliness to children, codes that have many moral and sexual connotations. Everywhere in West Africa, it is young girls and women of childbearing age who mainly carry out the water chores, who manage the use and allocation of water to the various points, with priority to the kitchen. Water reserved for washing may be less than two liters, or even none.

It is the head of the family who decides and supervises the construction of latrines, but it is the mother who manages daily cleanliness and maintenance. Failing which, the positive effects of the sanitary arrangements are quickly cancelled.

The promotion of cleanliness and hygiene must take into account women's constraints and codes of conduct. It is not only a question of elementary respect for women's rights, but quite simply ensuring the long-term viability of the projected measures.

Mobilization and awareness can take different forms depending on the context: countryside and village, and region.

The role of women in the domestic and village organization has been the subject of many studies. There is a long-lasting asymmetry in the education of girls and boys, which is far from being corrected by the existing school systems. The participation of girls in domestic work limits their spare time and often separates them from the school. The inequality of access to schools between boys and girls is even more marked in rural environments.

Traditionally, women do not participate in village councils making important decisions. On the other hand, functional organizations, such as committees responsible for water projects or the health committees, accept women more easily. In this way, they take part in discussions and local decisions. Women invest themselves perhaps more readily in duties without financial reward, accustomed as they are to voluntary work.

Some of their independence comes from their commercial practices. Their financial power is increasing, but the weight of prejudice and tradition, which limit their voice in the village environment will only decrease gradually. Many NGOs have chosen women as beneficiaries of micro-financing projects. In Pakistan, for example, programs of environmental sanitation have given them greater financial independence. The advent of women's groups is upsetting tradition and strengthening their negotiating power in areas such as water, traditionally their domain. In cities, some associations are headed by women managers or women with policy responsibilities. They can mobilize real lobbies to make people around them aware of the need to combat trachoma and blindness, and involve female associations in rural areas.

In many West African societies, elderly women (mothers, aunts or mothers-in-law of the husband) form a real united group intervening in the health of the family. They have more time because they are generally released from the most tiring domestic chores. Considering their influence over the young mothers, it seems wise to encourage organizations of elderly women. As regards disabilities, which they know well and fear, they can in their turn encourage people affected by trichiasis to seek suitable treatment from the health services.

Conclusions and recommendations

Hygiene is women's responsibility. They often take part in village committees, or provide information about health, behavior and sanitation. Economic or financial micro-projects that give women responsibility and some financial independence can also be the opportunity for making them aware of the problems of hygiene and the environment, which play a role in trachoma.

Can the components of the SAFE strategy be integrated in the health system and development prospects?

The answer to this question is very important. Indeed, the SAFE strategy involves a new way of working, both for the ministerial management concerned (the coordination of numerous activities is essential) and the communities (its implementation requires good communication with the populations).

Trachoma control in Africa and especially in Mali

Even if it is not at the head of the list, trachoma is one of the priorities of the ministry of health in the republic of Mali. Since its foundation in 1953,

IOTA, with a regional vocation, has given a major place to combating trachoma in medical programs in Mali. The training of several dozen nurses specializing in ophthalmology has provided a better way of treating eye infections, and therefore trachoma, in practically all regions.

In the seventies, trachoma control relied on the methods recommended at the time: the systematic application of tetracycline ophthalmic ointment for six days a month for six months, operating on trichiasis, and health education programs to improve personal hygiene, are three components of the SAFE strategy, which has benefited from a lot of support from the YELEEN program for combating blindness. Its mobile teams traveled through the rural regions to identify operable carriers of diseases (cataract, trichiasis) and direct them towards the hospitals where the operations were performed. Spectacular results were obtained in ten years, thanks to an unprecedented mobilization of material, human and financial resources. The end of international credit meant that it was not possible to organize a real continuation of this ambitious program and its integration in the country's health system. Not all the other Sahelian countries have such active antecedents as regards combating blindness (apart from the OCP programs, the Onchocerciasis Control Program in West Africa). Nor do they have training centers specializing in ophthalmology like IOTA.

Current mobilization and the decentralization reform

The Malian government's present level of priority given to trachoma does not only result from its strong prevalence, its effects on public health and its economic and social consequences. It represents a deliberate political decision, faced with the prospects offered by the SAFE strategy in 1997. It is a new model as regards medical action against trachoma, insofar as it takes into account all the factors that generally determine the health of the population (hygiene, health care, environment, behavior). This strategy recognizes the absence of one single measure capable of eliminating trachoma, and necessarily is interested in many sectors and all decision levels, from ministries to communities.

Including components of the SAFE strategy in the Malian health system offers a model that could be appropriate for other West African countries concerned about trachoma.

Adopting the SAFE strategy in Mali coincides with a reform aimed at decentralization, which confers a major role on the communities[12]. The role of the State, in the spirit of this reform, is to inform all the communities in areas of endemic disease of the possibility of fighting blindness and trachoma, and to specify the methods of control. It provides them with the necessary technical and financial resources. The community is responsible for basic education, promoting hygiene, village water systems and first level medical action. It is thus theoretically the most capable «operator» for effectively combating diseases. It receives the mission from the State and accepts this role through a formal contract.

However, since their creation, the communities have had difficulty in identifying their role and organizing their health activities; they have left the finite field of combating transmissible diseases to enter that of development.

Required by law (the local communities code) to promote medical action in their districts, local councils need to discover their role and acquire operational methods. Trachoma control can be an opportunity for mobilizing the communities. With the involvement of the most qualified people in the village, they need to prepare an integrated medical action plan, which includes a medical program, a school health program, a hygiene program and an IEC program.

In future, apart from knowledge about trachoma control alone, this experience should allow communities to undertake other medical programs in the same spirit of varied skills, participation and contract-based solutions.

Hence, the idea that the campaign against blindness (and trachoma) could be usefully presented by the government to mayors, during their national association general meeting. The communities should discuss a program identifying activities to be organized locally, and submit a contract proposal for objectives and resources to the national ministry of health.

How can the campaign be deployed in the community?

Preventive action

The purpose of this action is to combat the infection of unaffected persons and the reinfection of the infected persons.

[12] This reform is also being developed in other Sahelian countries. Many issues depend on its practical implementation.

In Mali, where the literacy rate is still low, the Information-Education-Communication (IEC) program is an essential undertaking. The national information program, founded on the preliminary work of a team of communication specialists, aims at making people aware of the causes of blindness, one of which is trachoma, and encouraging all those that suffer from vision problems or ocular pains to go to the center health in their district. It calls for the production of educational films for television, and radio programs for the many local radio stations, adapted to the culture and languages spoken in the country; also for the publication of brochures and posters in the national languages and French.

The messages concerning trachoma cover a much wider field. Childhood illnesses associated with the lack of hygiene, among others diarrhea and skin diseases, can be included in a common IEC "package". Trachoma can be one of the doors to an ambitious health education program.

Television reaches enough people to exert an influence. About half the Malian population has access to television. Rare are the villages that do not have at least one television set. However, it is still necessary to evaluate the impact of broadcasts concerning health.

The creation of groups of actors to present educational sketches in the villages or districts, following the "koteba" model, is a means to be explored. The TRACT association, which endeavors to promote "practical theater", has proved that visits to schools and villages help to disseminate knowledge and change behavior.

Water system and sanitation measures help in economic development and improving the life of the population. They are thus part of a very wide agenda where several administrations and many development organizations are involved. Trachoma control is a strong argument for mobilizing resources and getting the people involved to work together.

Medico-surgical action

These take place at several levels, locally (health center), regionally and nationally. The local level is where the components of the SAFE strategy should be integrated in the health system in the most tangible way.

Whether the peripheral health center is public, community, belonging to a particular or private organization, the medical team can carry out two types of action.

Mobile action

"Advanced" health action in the village needs one or more members of the medical team to travel to the health center, either periodically or in response to a need not programmed.

The periodic action of the team begins with a census of the population benefiting from vaccination, family planning, hygiene education programs, targeted examinations (children under 5, pregnant or breastfeeding women), examinations and treatment of any sick person, and distribution of medicines such as vitamin A. The distribution of antibiotics enters into this work.

It is essential for health workers to be rewarded on results. The daily allowances must only cover expenses concerned with travel (accommodation and food), but there must be a system of bonuses linked to the effective accomplishment of the contract agreed by the community and the State.

Treatment for trichiasis is also part of an "advanced" strategy. Any person with an operable trichiasis should benefit from surgery. The screening of people suffering from this affliction is also the occasion for identifying cataracts and sending these people to the place where this surgery is practiced. Surgery for trichiasis thus fits perfectly well with all ocular treatment aiming at preventing or curing blindness.

Fixed action

Apart from the programmed campaigns against trachoma, the diagnosis and treatment of people presenting inflammatory trachoma have their place in the treatment centers. During antenatal, postnatal or family planning consultations, mothers and children under 5 years of age should automatically receive an ocular examination with inversion of the eyelids for diagnostic and therapeutic reasons. All systematic visits should be an opportunity for examining the eyes.

Here also, the school can still play a role by systematic examinations of pupils to look for signs of trachoma. The treatment is provided from the school medical cabinet, with which each school is normally equipped, or from the health center.

The organization for trachoma control

At the level of the districts themselves, trachoma control is directed by the head doctor of the district, aided by a medico-technical team, who provides a supportive and administrative role for the communities.

Regionally, the regional ministry of health coordinates and monitors trachoma control. The actual ophthalmologic aspects are entrusted to the ophthalmologist doctor of the regional hospital, who devotes part of his time to combating blindness in his area.

Centrally, the national trachoma control program is part of the national program for combating blindness. In Mali, IOTA brings its technical skills to the whole program, especially through evaluation, staff training and research.

Training, essential for decentralization

The skill of the health worker as regards trachoma is the key to the program.

Training has always occupied a major place in the IOTA courses. The doctors and nurses who have benefited from it have acquired unquestionable skill. However, training for action in the field, the anthropology of health or communication have, up to now, not been sufficiently taken into account.

Training is given at the various administrative levels of the health system, with an emphasis on listening and dialogue.

To avoid too many training courses, which complicate and disorganize planning, visits by senior staff could also be the occasion for training or "on-site" refresher courses.

Conclusions and recommendations

The medico-surgical action can be integrated in the existing health system, whatever the method of dispensing the antibiotics. However, it involves additional work, which may be considerable, and must not detract health workers from their many routine tasks. The watchword could be to integrate the concern for trachoma and its blinding consequences in the daily activities and to speak about trachoma each time the opportunity arises. The support of the various NGOs active in the field of trachoma is valuable if they work with, and under the coordination of, a national program and those responsible for the campaign against blindness, which differs a lot between regions.

The State alone may decide whether to firstly consolidate the campaign against blindness in the regions where it has been launched or, without awaiting perfection, to extend the operations to the provinces, which are dissimilar by definition; thereby learning from the different experiences and human resources progressively as the plan unfolds.

EXPERIENCE OF THE SAFE STRATEGY AND ADOPTION BY THE COMMUNITY

As we have seen, the application of the SAFE strategy with all its components has unquestionably given excellent results in combating trachoma, especially in Morocco. However, it has to be emphasized that in all cases, it is not strictly correct to speak of "adoption by the communities", insofar as they are public health measures impelled from above that have improved the environment, made sufficient quantities of drinking water available, and set up systems for removing and treating refuse. In this respect, trachoma control has no particular distinctive features. Controlling diseases such as tuberculosis or diarrheal illnesses in the industrialized world was done thanks to statutory regulations, which helped to improve living conditions (eliminating unhealthy residences and improving food quantitatively and qualitatively). It is difficult to prove that the communities have completely adopted all the measures applied. Changes in behavior have resulted from the convergence of information, probably digested over time, and measures sometimes frankly coercive. However, the populations are shrewd observers of the results of the State's action in the field, and learn the lesson from the events.

We have relatively little information about the way in which the communities have reacted to the measures applied. Information has been disseminated in a language accessible to the population. Measures transforming the environment have increased the wellbeing of the villagers, creating an atmosphere receptive to change. Literacy courses (and "post-literacy courses") have been followed by help with personal education and finding employment, without which the skills acquired would quickly disappear. Village committees have been created and perpetuated in the form of associations. Public debates have been organized to interest the communities in the question of trachoma, resulting in some installations being taken over.

Conclusions and recommendations

In the context of decentralization, the Malian experience has provided a unique opportunity for testing the community's commitment to health and its ability to adopt measures initially launched by the State as part of the national program for combating blindness. Adoption by the community is incontestably an essential factor in the success of this program and trachoma control. However, the role of the State must not be neglected.

Evaluation and long-term prospects

What are the most adequate surveillance methods for guiding trachoma control?

The question raises two problems: the choice of surveillance indicators, and the choice of population samples for a good monitoring system.

There is no ideal indicator for evaluating effectiveness and monitoring a trachoma control campaign. However, it is essential for the various users to have the same indicators, to facilitate comparisons. The World Health Organization has recommended using several indicators of effectiveness and activity, some of which are already used in programs in West Africa. Definitions may still change, especially as regards the monitoring indicators.

Effectiveness indicators

■ Prevalence of follicular trachoma (FT) among children over one year of age and under 10. FT is preferable to inflammatory trachoma because it is easier to identify by workers in the field.

■ Prevalence of trichiasis (TT not operated on or returning after operation, among adults of both sexes and aged 40 and over).

■ Scars (CT) could be an interesting indicator, but this stage is the most difficult to define for an inexperienced examiner.

■ Corneal opacity (CO), easy to recognize, is not very specific since it can come from causes other than trachoma.

■ Percentage of children with a clean face, being aware of the difficulties of such an estimate (how can we observe children by surprise?).

Activity indicators

It is more difficult to define the monitoring indicators of a program. The WHO definitions are still changing, like those of the NGOs working to combat trachoma. The indicators currently used are set for each element of the SAFE strategy.

Surgery

Three indicators may be adopted:

- the number of interventions in the previous year,
- the surgical cover of trichiasis: TT operations/TT operations + the number of cases of trichiasis waiting for intervention,
- the percentage of recurrence over time, which is an indicator of the quality of the surgery.

Antibiotic therapy

Two indicators may be adopted:

- the number of people treated in the previous year,
- the antibiotic cover: the number of people treated/number of people eligible and targeted for treatment.

Hygiene and facial cleanliness

The indicator adopted is the percentage of villages where more than 80% of children have clean faces.

Environmental improvement

There is no consensus for these indicators, but two could be proposed:

- the percentage of the population with access to water at less than thirty minutes walk, or less than one kilometer,
- the percentage of premises equipped with functional latrines.

Sampling populations

There are several sampling procedures. The choice depends on the objectives and resources of each program. It is possible to examine:

- all individuals in a sample of villages picked randomly,
- all individuals in a sample of plots picked randomly,
- all children between one to ten years of age, and all adults over 40 from a sample of villages or plots picked randomly.

At the start, the geographical unit that appears most adequate is the medical district (or circle in Mali). When the prevalence of follicular trachoma in children decreases and it is necessary to change the antibiotics distribution strategy, it is advisable to pass to a finer geographical level such as the health area.

The WHO quick trachoma evaluation method

This consists of examining fifty children in the poorest families. The investigator also asks if there are any cases of trichiasis in the village. He also estimates the number of latrines and the presence of flies. This method is useful for identifying regions of trachomatous endemic disease. It was not prepared for establishing prevalence or for following a program.

Conclusions and recommendations

There are no perfect indicators, but it is important for all countries involved in trachoma control to have a minimum number of common indicators, in order to compare the evolution of their programs. This common body of information is also useful for organizations working in several countries.

In addition to these indicators, national programs and NGOs can develop others to suit their own program management needs. However, it is preferable not to multiply the indicators. During the next five years, from 2005 to 2009, the indicators will be re-examined annually, to adapt objectives during the following year, still bearing in mind the approaching target of the year 2020.

Are geographic information systems (GIS) useful in trachoma control?

GIS

Geographic information systems (GIS) are increasingly being used by health planners for visualizing the extent of a disease, and for better understanding of its epidemiology, particularly by highlighting the relationship between prevalence of a disease, populations, infrastructures and resources of a country. This instrument allows us to evaluate the epidemiological situation of an infection and monitor its evolution. It is a valuable tool for decision-making. There is certainly need to provide investment to bring the system up to date, but finance is increasingly available in this field, particularly for reducing the "numerical fracture" between north and south.

From the moment of creation, GIS attracted and even fascinated researchers and policy makers. They use advanced technologies resulting from space research and make it possible to illustrate complex problems simply and intuitively.

They have already proved useful for monitoring the elimination of diseases such as the Guinea worm, for recording clinical cases on maps according to water points, and for directing research into the latest infections. At present, they are a research tool for more complex diseases such as malaria.

Until recent years, GIS had to endure well-founded reproaches. The GIS used in public health required complicated and expensive software, which could only be handled effectively by specialists, who frequently had to follow refresher courses. After a brilliant start, they were in general not regularly fed with data and the laboriously prepared maps quickly became obsolete. Moreover, very often there were not enough links between the periphery where the data was collected and the center that used it.

In the last five years, there have been considerable changes towards a simplification of the whole process. A certain number of simplified software programs now have user-friendly interfaces. There are increasing numbers of geographical databases, often free, accessible and usable by the countries for their health programs. GIS has become less time consuming than before. Data can often be entered simply by means of a palmtop computer connected to the GPS. An analysis can sometimes be performed instantaneously thanks to the interface software.

The availability of the WHO Health Map, a simple to use mapping software, adapted to local conditions in the most difficult countries, has allowed many ministries of health to adopt GIS and form the basis for an effective partnership between the States, the WHO and many organizations working in the field of health.

The value of GIS in trachoma control

The managers of trachoma programs will be confronted with the question of their use in the near future.

Trachoma is an ideal candidate for benefiting from GIS. This is a disease for which there is an elimination program, a gathering of data by the ministries and/or partners in most of the countries with endemic disease, and where the planning of action is essential for using limited resources as well as possible.

Today, however, in the countries concerned, GIS has not yet become a basic tool in daily use because of the complexity of most of the systems and the special training required by program directors and users who have to feed the system with data.

For trachoma, GIS could be useful in several ways:

- GIS can be used to gather epidemiological data acquired during investigations, to standardize it and make it available to the ministries of health.
- It is possible to produce maps by area, district and locality, and have information about the endemicity levels and performance levels of the various aspects of the campaign, progressively as the program unfolds.
- This base, partly to be built, can be used to classify each district into different categories of prevalence, from very low to high. Classification could be based on random sampling.
- When planning, it could illustrate correlations between the extent and condition of the water points, for which there are databases in Mali, and pockets of trachoma.

A national organization on the level of the ministry of health could centralize data collected in the district and recorded on a palmtop computer. Compilation would provide a broad database useful for planning interventions.

The four components of the SAFE strategy can benefit from such a tool.

- A record of trichiasis interventions could be set up, fully listing the interventions and their results.
- A GIS could control the distribution of antibiotics according to the prevalence of active trachoma among children in the districts, monitor the mass treatment campaigns in these districts and manage drug stocks.
- The percentage of clean faces among children, an element for monitoring the progress of hygiene, could be easily calculated through such a system.
- The position of water systems, sanitary facilities and workers on a map can help spatial and chronological coordination of activities.

With such an instrument, it is also possible to visualize and continuously follow a certain number of sentinel sites where more complete information could be collected at regular intervals.

The data collected on trachoma could be shared with other programs of international cooperation in the field of hygiene and sanitation. It is desirable to share a maximum of medical data and the means of collecting it.

Conclusions and recommendations

Today, GIS are better adapted for use in public health. However, they are not yet used routinely in campaigns against blindness and trachoma. However, in the near future, they could be a valuable tool for policy-making and surveillance. Technical support is good and human resources available. Maps made will make cooperation easier between those working locally, nationally and internationally.

Before deciding on using it, there needs to be training for the persons who will work with it. Although the software can be free for the countries, GIS sometimes remain a tool that is too expensive. At the start, there was no cooperation between the various organizations. It is important to prepare for cooperation before deciding to use GIS.

When should a campaign begin and when should it end?

At what level of prevalence of active trachoma should an antibiotic therapy campaign be launched in a medical area?

To answer this question, we have to know the prevalence of eye infections due to *Chlamydia*. The prevalence of follicular trachoma (FT) among children between 1 and 10 years of age seems to be a good indicator.

Until 2003, the launching of a mass treatment program for the whole community was recommended by the WHO when the prevalence of inflammatory trachoma exceeds 20%. Between 5 and 20%, it would be enough just to treat the members of communities with a high risk of trachoma (all children or children with active trachoma and their families). Under 5%, individual treatment was enough.

Since 2003, mass treatment has been recommended starting from a 10% prevalence of follicular trachoma in children.

When should an antibiotic therapy campaign in a medical area end?

The answer is both crucial and difficult, and depends on two unknown factors:

- is there a threshold of prevalence of active trachoma, which, when reached, implies that the disease will never reappear again?
- what is the long-term impact of the programs concerning hygiene and the environment? Will they suffice to prevent the return of the infection, after stopping the antibiotics?

As criterion for eliminating trachoma as a public health problem, the WHO recommends a drop in prevalence of follicular trachoma (FT) below 5% in children. At that point, it considers that transmission of trachoma has then virtually stopped.

As criterion for eliminating blinding trachoma, it recommends a prevalence of trichiasis (TT) of less than one in a thousand in the general population (table 1).

Table 1 – Elimination criterion for active and blinding trachoma

Elimination of active trachoma as a public health problem	Prevalence of follicular trachoma < 5% among children between 1 and 10 years of age
Elimination of blinding trachoma	Prevalence of trichiasis < 0.1% over the whole population

These recommendations rest more on the concordant opinion of the WHO specialists than on published research. Nevertheless, they contribute a certain amount of information. Antibiotic therapy acts more on the reduction in bacterial infection (disappearance of the germs during laboratory tests) than on clinical infection. For example, after repeated treatment, we can still find 5% of clinical cases, but the laboratory no longer detects any infection. It is thus possible that *Chlamydia* is still there, but undetectable by even the most sensitive current techniques, and is probably not a significant risk of contagion. For this reason, it would be desirable to choose the PCR as reference technique. Nevertheless, it remains more realistic for the moment to rely on the clinical examination.

Ultimate intervention objectives ("UIO")

At a scientific meeting of the WHO in Geneva in August 2003, and drawing from experience gained in combating onchocerciasis and Guinea worm, a group of scientists defined the "ultimate intervention objectives" ("UIO"), which indicate the objective to be achieved for each element of the SAFE strategy in order to eliminate blinding trachoma. The idea of these objectives was dictated by a preoccupation with a planning aid.

These objectives are designed to be part of annual intervention objectives in a medium and long-term program. They are to be calculated by each country according to needs estimated from the epidemiological data, taking into consideration the available treatment. They are regularly reassessed and modified over time.

As an example, for surgery, it is necessary to operate on a certain number of people to obtain less than one case of trichiasis per thousand in the population after the WHO program. To establish this figure, we have to know the starting prevalence in the basic geographical unit (the district). The objective is then reviewed in annual objectives. A certain percentage of the persons to be patients is proposed taking into account local conditions.

Objectives must be realistic, neither too ambitious nor too modest, in order to have serious chances to be achieved by emulation.

For antibiotic therapy, aiming at a long-term prevalence of 5% of follicular trachoma among children (end of transmission), the number of people to be treated is annually estimated and projected, according to the prevalence of the infection in each district, specifying the distribution methods (mass, targeted, individual) and the amount of distribution necessary. These estimates obviously take into account the demographic data and the teams available in the field.

These objectives, now being adopted, should give us a clear idea of progress achieved and tasks remaining, while keeping in mind the overriding objective.

IS THERE A MATHEMATICAL MODEL FOR PREDICTING THE ELIMINATION OF BLINDING TRACHOMA BETWEEN NOW AND 2020?

The mathematical modeling of trachoma is complex since it utilizes very many untested factors. The dynamics of infection, cure and immunity are extremely poorly known. In addition, the impact of inventions, especially in the field of hygiene and the environment, has been the subject of very little quantitative research.

Modeling antibiotic therapy

The only component of the SAFE strategy, which has been the subject of mathematical modeling, is antibiotic therapy; the simplest to model.

Can we calculate the frequency of distribution needed to eliminate infection?

A relatively simple mathematical model built by Lietman shows that regular mass distribution campaigns of antibiotics could eliminate ocular *Chlamydia* in the long term. Such elimination can only occur if:

- the level of cover of the population is high (higher than 80%),
- the frequency of distribution is adequate.

The frequency of distribution depends on the dynamics of the increase in the prevalence of trachoma after treatment, which itself depends on the starting prevalence. The essential element of calculation is the time needed for prevalence to double. It has been estimated by comparing several studies. According to Lietman, the desirable frequency of distribution depends on the prevalence of active trachoma among children.

- In regions where prevalence exceeds 50%, as in Tanzania, distribution should take place twice a year, provided cover is at least 80% (fig. 3 and 4).

- In regions where prevalence of active trachoma is between 10 and 50%, distribution every year can be enough.

Thus, if the starting prevalence is very high, an annual treatment cannot eliminate infection arising in the intervals between treatment. On stopping distribution, prevalence returns to its first level (fig. 3). If the treatment is more frequent, for example twice a year, and if the total cover is sufficient, elimination can be achieved (fig. 4).

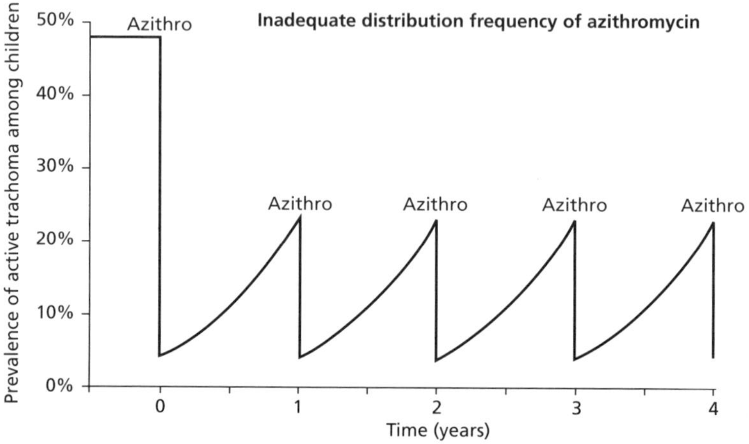

Figure 3

Impact of annual distribution in area with strong prevalence of trachoma

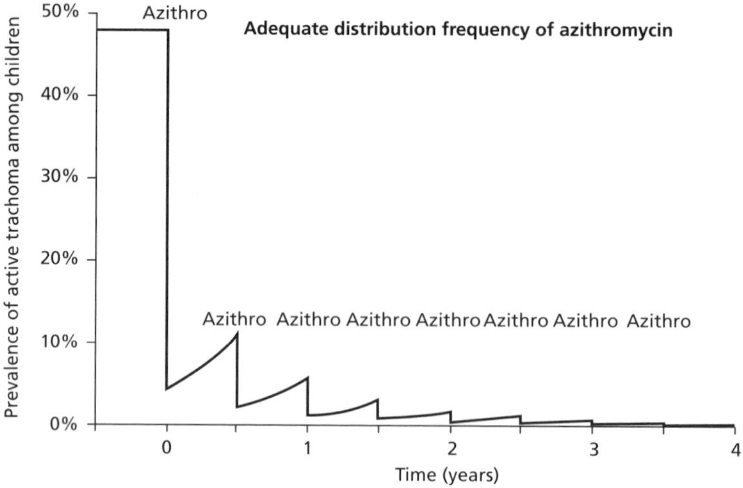

Figure 4

Impact of biannual distribution in area with strong prevalence of trachoma

How often should we treat?

We can speculate on the possibility that a single mass campaign could definitively lower the rate of infection to a threshold so low that the disease never reoccurs. This is what we can call the "magic threshold", referring to the hope of "magic shots" in the history of the epidemics (fig. 5).

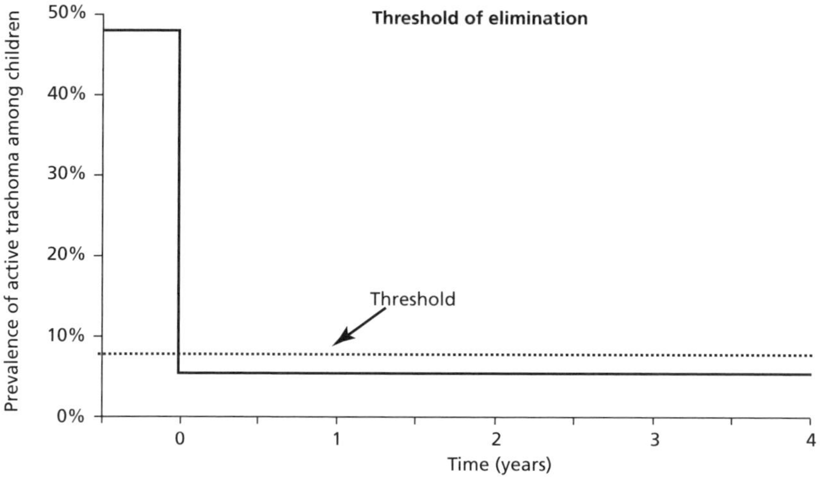

Figure 5

Theoretical impact of a "magic shot" (single administration miracle) on the elimination threshold

However, it is more probable that, in the absence of hygiene and environmental measures, all things being equal, the infection will gradually return to its original level (fig. 6), as soon as the antibiotic is stopped.

The experience gained in Morocco and Tanzania shows that it is not realistic to control the disease with only one distribution and that satisfactory results were only obtained after at least three passages.

A model must also take into account the population targeted by the antibiotic therapy. If only children are treated, it is probable that the operation should be renewed more often than if it is applied to all the population.

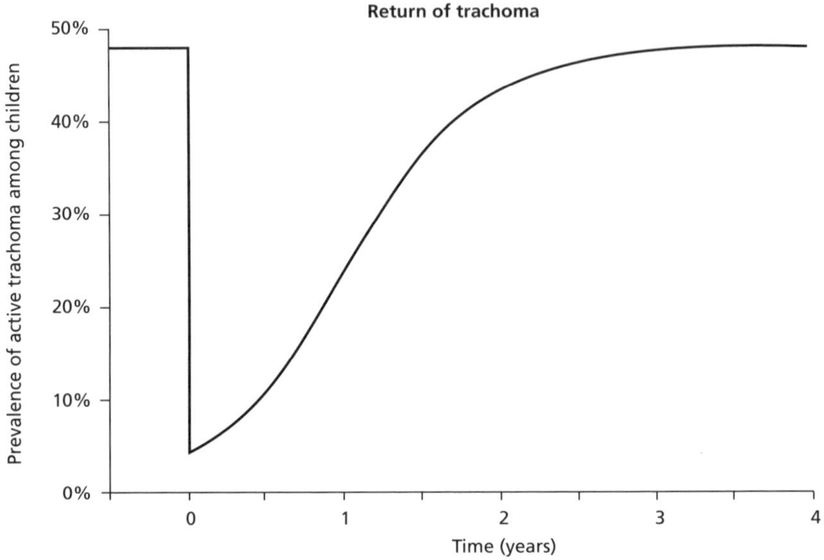

Figure 6
Probable impact of a single injection

Difficulty in modeling the effects of the SAFE strategy

Indeed, there is only few data on the long-term impact, prevalence of trachoma, mass antibiotic therapy, and especially on the long-term effects of the components "facial cleaning" and "sanitation" in the environment.

It is very difficult to quantify clean faces and introduce it into a mathematical model.

It is also difficult to quantify fly control.

If hygiene and sanitation measures had easily quantifiable effects, we could use mathematical models to consider the reduction possible in mass antibiotic therapy. For example, if hygiene alone could change prevalence of active trachoma from 30 to 15%, we could be satisfied with a distribution of antibiotics every two years instead of every year.

The real question is: could trachoma disappear without antibiotic therapy as in Western Europe?

How can we introduce the other components of SAFE into the model to decide on the threshold for stopping antibiotic therapy?

The general trend towards the elimination of trachoma continues in other regions of the world affected by this disease. Thus, between 1957 and 1987, in Gambia, Malawi and Nepal, the prevalence of active trachoma has regularly decreased, apart from any specific campaign. Researchers broadly attribute this decline to general socio-economic factors. However, do we have to await the results of a historical process?

Eliminating blinding trachoma by 2020

Even if active trachoma is eliminated, cases of cicatricial trachoma and existing trichiasis could still lead to blindness for some time. At least a generation must pass before blinding trachoma is actually eliminated.

There have been few attempts to model the evolution towards blindness of old infections due to *Chlamydia*, after interruption of the transmission by *C. trachomatis*. It is possible to estimate the time of progression from scars to trichiasis and trichiasis to blindness due to corneal opacity, but nobody knows how cicatricial trachoma will behave in the absence of reinfection. It is possible that its progression will be slower. Identical questions arise regarding the spontaneous evolution of trichiasis in the absence of reinfection. Two current clinical studies are examining this precise question.

It should soon be possible to accurately estimate the speed of long-term progression from cicatricial trachoma as the surgery failure rate. Consequently, a mathematical model could be created, which attempts to take into account all factors including economic ones, with an estimate of the time needed to eliminate blinding trachoma.

Conclusion

A certain resignation has long characterized the management of diseases leading to blindness in the poorest countries, where chronic diseases tended to appear as an inescapable fate. It was compensated by the hope that history was going in the direction of decrease in this ancient affliction. Among these diseases, trachoma, poorly recognized by the population but well known by doctors, seemed like a relic from the past, destined to disappear spontaneously. Today, the review confirms that such a wait-and-see attitude is no longer valid. It recommends a forceful campaign policy, in order to achieve in one generation what could require several.

The economic consequences of trachoma are certainly difficult to quantify in monetary terms with the desired precision, but it affects very many populations. Furthermore, the ageing of the African population will increase the number of blind people, putting an additional burden on the community. Adults over forty years of age, afflicted by blindness, represent a sector of the working population prematurely deprived of their independence. Becoming blind late in life, they are not adapted to the handicap; nor have they learnt trades compatible with their disability.

Fighting poverty, the mother of all problems, is on the agenda. An indirect means of fighting it is to tackle it through diseases, which like blindness of infectious origin, are at the same time cause and consequence of impoverishment. Modern economists have discovered, or rediscovered, that poverty is not only defined by the amount of money available, but by the habitat, living conditions, marginalization and despair. Combating blindness, by tackling all these factors, will attack the roots of poverty more surely than any rise in the GNP and will put into practice, in a visionary way, what the WHO had formulated in 1949 as a "right to health" in all senses of the term.

Trachoma control is not mechanically restricted to reproducing a strategy impelled from above. Deciding is not only choosing between several possibilities, but also inventing original solutions. Having in mind the abandoning of several attempts at eradication of diseases, which revolved around a presumed radical single means, specialists have preferred a more complex strategy; a mixture of repetition and innovation, involving both State and population, combining medical and technical measures with social and environmental measures. The SAFE strategy is interesting because it broadly integrates the technical and the social, politics and the community. With the difficulty of keeping a balance between the two, it is always tempting to favor the wide distribution of antibiotics and surgery, apparently easier to implement through a single government decision.

The Alliance for eliminating blinding trachoma has proposed such a strategy, without however fixing the precise terms of its composition, which leaves governments the freedom to adjust the terms of a policy. On their side, the specialists have endeavored to counterbalance the components with a policy that seems reasonable. In short, it is a "SAFE" bet that the war on trachoma in sub-Saharan Africa will be won. Thus, the future of trachoma in every respect is a crucial experience in the history of international public health.

Thus, the strategy for eliminating blinding trachoma does not act through one single exclusive measure. Specialists have not wanted to decide between the medico-surgical approach of a technical nature and the ecological and political approach. Epidemiology, resulting from a long tradition of research, has allowed us to determine the components of the infection fairly well. Even if it is not always easy, it is logical to act simultaneously on access to water, daily behavior, education at school, environmental improvement, etc. However, these approaches, geometrically compatible in the overall project, must be deployed in the long term following very different speeds.

Antibiotic therapy once appeared as a short-term miracle solution, but we now know its risks and limits.

Less spectacular than that for cataracts, trachoma surgery prevents a large percentage of blindness.

In the longer term, improving access to water is likely to bring about a transformation in private and public hygiene. Changes in behavior only give a result very gradually, and their beneficial effects then become rooted in habits. The trachoma control campaign should have an effect on many other diseases related to water, especially diarrhea in childhood, respiratory infections and intestinal parasitosis.

Finally, environmental sanitation, always late to arrive in water systems, can relay and increase the effects and continue the decline of the infection, apart from any antibiotic therapy.

The establishment of all these measures, aimed at the wellbeing of society, should change the living conditions that have allowed the infection to survive at a low level. Thus, the proposed strategy counts on the positive convergence of several factors. This is a silent revolution, which only in some respects is a repetition of what has occurred in the rest of the world.

A fight against an ancient, rather forgotten disease may thus be transformed into a spearhead campaign to relieve the sufferings of the population and increase their daily welfare. The result of the program depends on the ability of governments to improve the living conditions of the population, and on the latter's ability to make their demands heard and realized. If it succeeds, the war on trachoma symbolizes a new type of action, closer to the questions and answers of the local communities, so often referred to in public health policies, and so often absent from implementation and evaluation in the field.

In many respects, the review goes further than the sole question of trachoma. It touches two major problems of West Africa and the modern world.

The first problem is improving the operation of existing health services.

These organizations are now being evaluated critically. Since the creation of modern hospitals, the universal establishment of primary health care units, and privatization-competition between centers, there have been many formulas and systems over the last three decades. There is currently a crisis of confidence, partly linked to the inadequacy of wages and hard times, which has made the relationship between health workers and sick people difficult and frustrating. The behavior of health workers regarding the population, the population's unfulfilled expectations, are also in question. Today, the time has come for a revitalization of the existing organizations, and a more precise assessment of human resources. In this age of technical progress, these determining factors very often restrict any improvement. There is no miracle cure in this field; what is needed is an effort to concretely think how to accomplish the projected tasks.

The program against blindness may be the opportunity for a profound transformation of the relationship between patients and health workers.

The search for trachomatous follicles on the inside of the eyelid can be explained to the patient. The prevention of blindness confers on health workers an obvious respect, especially if it is combined with effective treatment. Screening for and treating trachoma are not only technical actions. Checking the condition of the eyes should be a sign of involvement with the community, not just the simple assertion of power or unshared knowledge.

The second question that the review touches on is the decentralization recommended by international organizations, and which answers the population's desire for democracy. The community is responsible for screening for eye infections and the distribution of antibiotics. These illustrate the new reforms. Nevertheless, the State is responsible for implementing the best overall plan and ensuring that it works, using skills as well as possible, choosing the regions for intervention, progressively analyzing experience in all its aspects, positive and negative, and modifying the strategy in line with the disease.

How can we keep the two links of the chain firmly together, local initiative and state involvement? The trachoma review is an opportunity for thinking about a balance between current decentralization and the policy-making State. The State has the most information and can negotiate with international partners, especially the NGOs so that they work with maximum efficiency without their independence being uncontrolled and costly.

Through its contribution to thought about the best use of human resources within the health systems, the balance between State and communities and between States and NGOs, the trachoma review is decidedly modern. The near future will tell us if the course of history agrees with what the specialists have projected, based on knowledge that is always changing.

The expert group review not only concerns effects implemented in time, it also concerns those implemented in space. The plan attacks each area, paying attention to the diversity of countries, which the writers of the synopsis could not adequately take into account. The "pockets of trachoma" are examined through all their aspects: climatic, demographic, economic conditions, etc. While progressing from one area to the next, the program will encounter obstacles, or favorable factors, that will be instructive. The third dimension of the review is geographic. The program is expanded to include other West African countries, not only Mali, and then beyond to the whole African continent, where the countries could benefit from the diversity of Malian experiences and the drive of the model. Improving health by prevention of certain forms of blindness and conjunctivitis in childhood will thus be a contribution both symbolic and practical to the development of countries where trachoma is still rife.

The review provides an old and yet changing message, soon to be confronted by biological, political and social realities, themselves also changing in Mali and elsewhere. It is not like a bottle with a message thrown into the sea, but a robust creation with a life of its own. Far from considering that they have accomplished their mission, its authors hope to follow the effects and wait for the results of the only test that counts, namely time.

Appendices

Specifications for the expert group review

EPIDEMIOLOGY

Question 1

"How can we identify persons or communities at risk from trachoma and its blinding complications? (Risk factors, geographical distribution of the risks, risky behavior, risk markers)?"

Question 2

"What is the role of "mother and child" in the transmission of trachoma? How does the primary infection appear in the young child: how can we reduce or prevent this way of infection? "

Question 3

"What are the epidemiological models for predicting the elimination of blinding trachoma between now and 2020?"

Question 4

"How can we evaluate the rate of blindness preventable by curing trichiasis?"

Question 5

"How can we evaluate the effectiveness of azithromycin? (Evaluation methods, documented experiments, short and long-term effectiveness on public health)"

Question 6

"What are the positive and negative effects of antibiotic therapy, distributed extensively, on other pathologies and on the health of the population receiving it?"

Question 7

"What are the most adequate surveillance methods for guiding trachoma control?"

Question 8

"What are the intervention and cure thresholds?"

"What will be the long and medium-term roles of geographic information systems (GIS)?"

Social sciences and hygiene

Question 9

"Trachoma, present before the last world war in very many countries of the north and south, has disappeared from these countries. What are the historical, social, cultural and medical determinants explaining this disappearance and its persistence in other countries?"

Question 10

"Are there any examples where blinding trachoma has disappeared from regions with endemic disease without a significant improvement in the socio-economic level?"

Question 11

"What are the signs of trachoma and is there a link between conjunctivitis and trichiasis for the population?"

Question 12

"How can we guide traditional practitioners so that they play a role in changing behavior, especially in the mother and child couple?"

Question 13

"How can we mobilize society, especially women, to combat trachoma?"

Question 14

"Can the reduction in blinding trachoma be used as an indicator of development in regions of endemic disease?"

Question 15

"What are the economic consequences of trachoma and what is the economic impact of intervention in this field?"

Question 16

"Can hygiene education and its application within schools help to improve hygiene in the families and the village?"

Question 17

"How can the provision of water improve protection against trachoma? (Quantity, quality, proximity, method of use)"

Question 18

"What are the general hygiene measures most relevant for preventing trachoma?"

Question 19

"What can we expect from sanitation and fly control in the prevention of trachoma?"

CONTROL STRATEGIES

Question 20

"When and how can we operate on trichiasis (indications, quality, delegation, rate of cover, strategy)?"

Question 21

"Are there traditional substances used in eye infections which are active against trachoma? What is the impact of traditional practices on the evolution of trachoma?"

Question 22

"What national strategies should be developed to make azithromycin accessible and how can we ensure continued distribution?"

Question 23

"What are the consequences of mass distribution (reference to praziquantel and ivermectin) on the health system?"

Question 24

"What is the risk of azithromycin being diverted for use on other diseases and how can we prevent it?"

Question 25

"Can the S, A and F components of the SAFE strategy be integrated in the health system?"

Question 26

"Are there any successful cases of the SAFE strategy being adopted by the community?"

"Are there any community-based initiatives to strengthen the war on trachoma?"

The panel of experts

Hubert Balique
Lecturer – Hospital practitioner
Faculté de médecine de Marseille
33, avenue Docteur Fleming
13500 Martigues

Hubert Barennes
Pediatrician
Institut francophone de médecine tropicale
BP 9519 – Vientiane – Laos PDR

Mohammed Ag Bendech
Nutritionist
Helen Keller International
04 BP 8150
Ouagadougou

Tom Lietman
Professor of ophthalmology
FI Proctor Foundation – University of California
That Man May See, Inc
10 Koret Way, Box 0352
San Francisco, CA 94143-0352

Anne-Marie Moulin
Philosopher and Physician
CEDEJ
Consulat de France – 5 rue Al Fade – Cairo – Egypt

Jeanne Orfila
Biologist
Laboratoire de bactériologie-hygiène
Hôpital Nord – Place Victor Pauchet – 80054 Amiens cedex 1

Doulaye Sacko
Physician
Coordinator Programme national de lutte contre la cécité – PNLC
BP 228 – Bamako – Mali

Jean-François Schemann
Physician ophthalmologist
IRD – UR24
911, Av. Agropolis – BP 64501 – 34394 Montpellier Cedex 5

Moussa Sissoko
Association Point Sud
Bamako – Mali

Mathias Some
International consultant
01BP 6230 – Ouagadougou 01 – Burkina Faso

Amara Chérif Traoré
Pharmacist
Direction nationale de la pharmacie et du médicament
Bamako – Mali

Lamine Traore
Ophthalmologist surgeon
Responsable du Département recherche et santé publique
Iota – B.P 248 – Bamako – Mali

Philippe Vinard
Health economist
Société Alter Consultants,
Montpellier – France

Sheila West
Professor of ophthalmology
Johns Hopkins Medical Institutions
600 N Wolfe St – Baltimore MD, 21205 – USA

louisjean
IMPRIMEUR
59, Av. Émile Didier
05003 Gap Cedex
Tél. 04 92 53 17 00
Dépôt légal : 598
Septembre 2006
Imprimé en France